"十二五"普通高等教育本科国家级规划教材配套教材

国家卫生和计划生育委员会"十二五"规划教材配套教材
全国高等医药教材建设研究会"十二五"规划教材配套教材

全国高等学校配套教材
供医学检验技术专业用

临床基础检验学技术实验指导

主　编　林东红

副主编　刘成玉　吴晓蔓

编　者（以姓氏笔画为序）

刘成玉（青岛大学医学院）　　　夏　惠（蚌埠医学院）

江新泉（泰山医学院）　　　　　徐建萍（福建医科大学）

孙晓春（江苏大学医学院）　　　郭素红（吉林医药学院）

吴晓蔓（广州医科大学）　　　　唐　敏（重庆医科大学）

林东红（福建医科大学）　　　　龚道元（佛山科学技术学院医学院）

林发全（广西医科大学）　　　　粟　军（四川大学华西临床医学院）

郑文芝（海南医学院）　　　　　湛孝东（皖南医学院）

贾　莉（大连医科大学）

秘　书　徐建萍（兼）

人民卫生出版社

图书在版编目（CIP）数据

临床基础检验学技术实验指导/林东红主编．—北京：人民
卫生出版社,2015
全国高等学校医学检验专业第六轮暨医学检验技术专业
第一轮规划教材配套教材
ISBN 978－7－117－20167－4

Ⅰ．①临… Ⅱ．①林… Ⅲ．①临床医学-医学检验-医学
院校-教学参考资料 Ⅳ．①R446.1

中国版本图书馆 CIP 数据核字（2015）第005312号

人卫社官网	www.pmph.com	出版物查询，在线购书
人卫医学网	www.ipmph.com	医学考试辅导，医学数据库服务，医学教育资源，大众健康资讯

临床基础检验学技术实验指导

主　　编：林东红
出版发行：人民卫生出版社（中继线 010-59780011）
地　　址：北京市朝阳区潘家园南里 19 号
邮　　编：100021
E－mail：pmph @ pmph.com
购书热线：010－59787592　010－59787584　010－65264830
印　　刷：河北新华第一印刷有限责任公司
经　　销：新华书店
开　　本：787×1092　1/16　印张：10
字　　数：250 千字
版　　次：2015 年 2 月第 1 版　2025 年 4 月第 1 版第 14 次印刷
标准书号：ISBN 978－7－117－20167－4/R·20168
定　　价：23.00 元

打击盗版举报电话：010-59787491　E-mail：WQ@pmph.com
（凡属印装质量问题请与本社市场营销中心联系退换）

2012 年教育部颁布新的专业目录,将医学检验专业改为医学检验技术专业(学制由五年改为四年)。为适应这一调整,人民卫生出版社启动了医学检验技术专业类本科教材的编写工作。为了适应和配合《临床基础检验学技术》教学需要,我们编写了《临床基础检验学技术实验指导》,供高等学校医学检验技术专业和医学实验技术专业使用,同时也可供临床医师、检验医师、检验技师、进修人员和实习生等在临床工作中参考使用。

《临床基础检验学技术实验指导》的编写坚持医学检验技术专业培养目标,强化学生的实践能力培养,坚持"以技为先"的原则,精心选择实验项目,合理安排教学进程,以实现医学检验技术专业的培养目标。

《临床基础检验学技术实验指导》共分为 12 章,包括血液标本采集和血涂片制备、血液一般检验、血型检验、尿液检验、粪便检验、生殖系统分泌物检验、脑脊液检验、浆膜腔积液检验、关节腔积液检验、寄生虫检验、脱落细胞检验和综合性设计性实验。每项实验基本按照目的、原理、材料、操作、参考区间、注意事项和讨论 7 个层次进行编写。在附录中增加光学显微镜的使用。

在编写过程中,为了使医学检验技术专业全套教材统一,我们进行了如下调整:①血液一般检验集中了血细胞手工法计数实验。将红细胞形态检查、白细胞形态检查和血小板检查整合为外周血细胞形态检查。②删除血栓与止血检验,归入临床血液学检验技术实验指导。③血型检验不以单个试验方法设置项目,而是统一整合成为 ABO 血型鉴定、RhD 血型鉴定和交叉配血试验。④尿液检验整合了尿液干化学试带检查和尿液干化学分析仪检查的内容。⑤增加了寄生虫检验的部分内容。⑥为了增强学生的创新思维,我们编写了部分综合性设计性实验,要求学生根据提供的临床病例资料,设计并完成必要的实验室检验项目。⑦本教材的参考区间采用中华人民共和国新颁布的卫生行业标准。

《临床基础检验学技术实验指导》在编写过程中得到福建医科大学和各参编单位的大力支持,感谢许文荣教授及全体理论教材编者的悉心指导;感谢全体编者的辛勤付出!由于编者水平有限,内容和文字方面的不足和疏漏在所难免,敬请各位专家和读者提出宝贵意见,以备再版时修正,并致谢意!

林东红

2015 年 1 月

第一章
血液标本采集和血涂片制备

实验一　血液标本采集

一、毛细血管采血法

【目的】　掌握毛细血管采血法和微量吸管的使用方法。

【原理】　采血针刺破毛细血管待血液自然流出，用微量吸管吸取所需血量。

【材料】

1. 器材　一次性消毒采血针（图 1-1）、75%（V/V）乙醇脱脂棉球、无菌干脱脂棉、一次性微量吸管、乳胶吸头、2ml 吸管、吸耳球、试管、试管架。

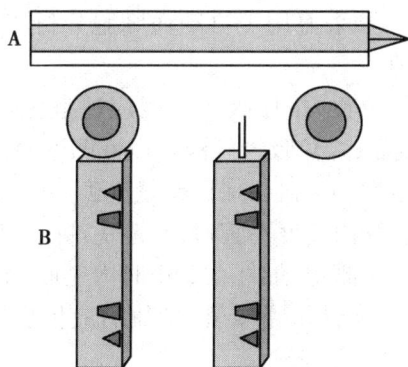

图 1-1　一次性采血针模式图

A. 传统采血针；B. 新型采血针

2. 试剂　生理盐水（或血细胞稀释液）、75% 乙醇。

【操作】

1. 准备器材　将乳胶吸头套在微量吸管上，检查两者连接处是否漏气。取试管 1 支，加入 2ml 生理盐水。

2. 选择采血部位　一般选择左手环指；1 岁以下婴幼儿常选择踇趾或足跟内外侧；特殊情况可选择其他手指或耳垂。

3. 按摩皮肤　轻轻按摩采血部位，使局部组织自然充血。

4. 消毒皮肤　用 75% 乙醇脱脂棉球擦拭采血部位，待干。

5. 针刺皮肤　用左手拇指和示指固定采血部位以绷紧皮肤和皮下组织，右手持一次性消毒采血针迅速刺入采血部位（图 1-2），深度 2~3mm，立即出针。

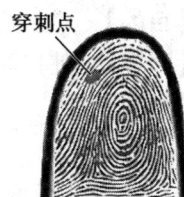

穿刺点

图 1-2　手指采血的进针部位

1

6. 拭去第 1 滴血　待血液自然流出或稍加压力流出后,用无菌干脱脂棉拭去第 1 滴血。

7. 持管吸血　待血液再次自然流出成滴后,右手拇指和中指夹住微量吸管和吸头连接处,示指盖住吸头小孔。三指轻微用力,排出适量气体使管内形成负压。将管尖轻插入血滴中,三指轻轻松开,吸取血液至所需刻度后,抬起示指。

8. 止血　采血完成后,用无菌干脱脂棉压住采血部位止血。

9. 拭净余血　用干脱脂棉沿微量吸管口方向拭净余血,并使血量达到规定刻度。

10. 释放血液　将微量吸管插入含生理盐水(或血细胞稀释液)的试管底部,慢慢排出吸管内血液,吸取试管内上清液冲洗吸管内余血 3 次后排尽液体,立即混匀试管内液体。

【注意事项】

1. 采血前准备　标本采集前,应使受检者尽量保持安静,减少运动。

2. 选择采血部位　所选部位的皮肤应完整,无烧伤、冻疮、发绀、水肿或炎症等。除特殊情况外,不选择耳垂采血。严重烧伤者可选皮肤完整处采血。

3. 消毒皮肤　本试验具有创伤性,必须严格无菌操作,以防采血部位感染;必须使用一次性消毒采血针,做到一人一针一管,避免交叉感染。皮肤消毒后,应待乙醇挥发后采血,否则血液不易成滴。

4. 针刺皮肤　进、出针要迅速,伤口深度需达 2~3mm。

5. 拭去第 1 滴血　因第 1 滴血混有组织液应拭去。如血流不畅切勿用力挤压,以免混入组织液,影响结果的准确性。如采血用于自动血细胞分析仪,应使用优质无菌纸巾擦血,以免混入棉纤维,造成仪器堵孔。

6. 持管吸血　吸血时动作要慢,挤压吸头力度应适宜,防止血液吸入乳胶吸头内。吸血过程中管尖始终不要离开液面,以免吸入气泡。血液凹液面到达吸管刻度线即可。

7. 拭净余血　吸血后拭净管外余血以保证血量准确。

8. 释放血液　血液排入试管内速度不宜过快,避免产生气泡。

9. 检测　标本采集后应及时测定,最好在 2 小时内完成,不宜冷藏。

10. 洗涤吸管　若采用非一次性微量吸管,使用后应依次用蒸馏水洗净、95%(V/V)乙醇脱水、乙醚干燥。

【讨论】

1. 使用微量吸管进行毛细血管采血时,如何保证检验结果的准确性?

2. 若采用非一次性微量吸管,洗涤微量吸管所用的 3 种溶液各有何作用?

3. 如何校正微量吸管?

二、静脉采血法

【目的】　掌握静脉采血法。

【原理】　使用注射器或负压采血器刺入浅静脉后,利用负压吸取所需血量。

【材料】

1. 器材

(1)一次性消毒注射器:①针头:长 30~40mm,18 号、19 号、20 号带斜面。若采集 5 岁以下儿童的血液标本,使用 23 号或 25 号针头。②注射器:可选用 2ml、5ml、10ml 或 20ml 注射器(图 1-3)。

(2)含或不含抗凝剂的试管。

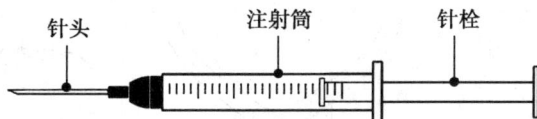

图1-3 一次性注射器模式图

（3）一次性负压采血器（图1-4）、负压采血管。

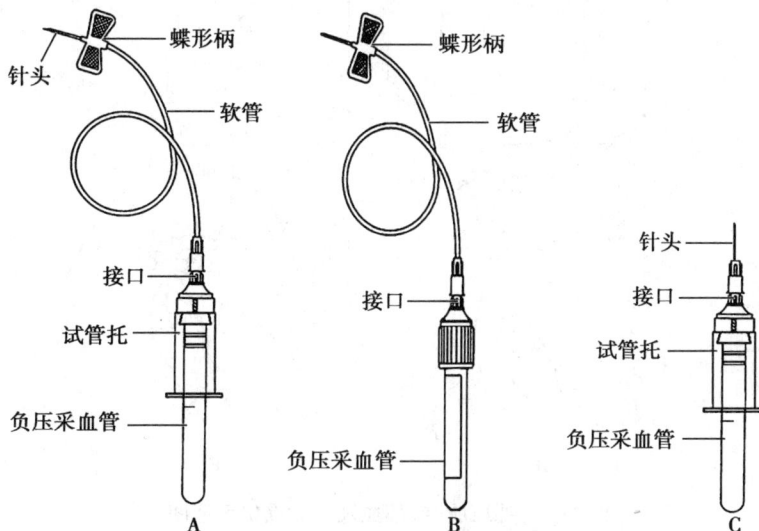

图1-4 一次性负压采血器模式图

A、B为软接式；C为硬接式

（4）压脉带（2～3mm口径的橡皮软管）、消毒棉签、枕垫。

2. 试剂 30g/L碘酊、75%（V/V）乙醇或碘伏、抗凝剂（根据实验项目选择相应的抗凝剂）。

【操作】

1. 准备试管 仔细阅读受检者申请单，决定采血量，准备所需的试管，并按顺序排列。如其仅做凝血试验一项，最初1ml血液必须丢弃。如做红细胞沉降率测定，需取试管1支，加入抗凝剂（0.109mol/L的枸橼酸钠）0.4ml。

2. 标记试管 试管上须贴有标签，注明受检者姓名、项目名称、采集日期。

3. 消毒双手 采血前，操作人员应用消毒液或洗涤剂洗手。

4. 选择静脉 请受检者取坐位，前臂水平伸直，掌心向上，将肘部置于操作台枕垫上。常选择粗大、易于辨认的肘前静脉（CLSI的H03-A6文件建议）进行穿刺。

5. 检查注射器 打开一次性注射器包装，取下针帽，左手持针头下座，右手持针筒，将针头和针筒紧密连接，并使针头斜面对准针筒刻度，抽拉针栓检查有无阻塞和漏气。最后排尽注射器中的空气，套回针帽，备用。

6. 消毒皮肤 用30g/L碘酊棉签自所选静脉穿刺处由内向外、顺时针方向消毒皮肤，待碘酊挥发后，再用75%乙醇棉签以相同方向拭去碘迹，或直接用碘伏消毒，待干。

7. 扎压脉带 在采血部位上端约6cm处，将压脉带绕手臂一圈打一活结，压脉带游离端向上。嘱受检者握紧和放松拳头几次，使静脉隆起（图1-5）。

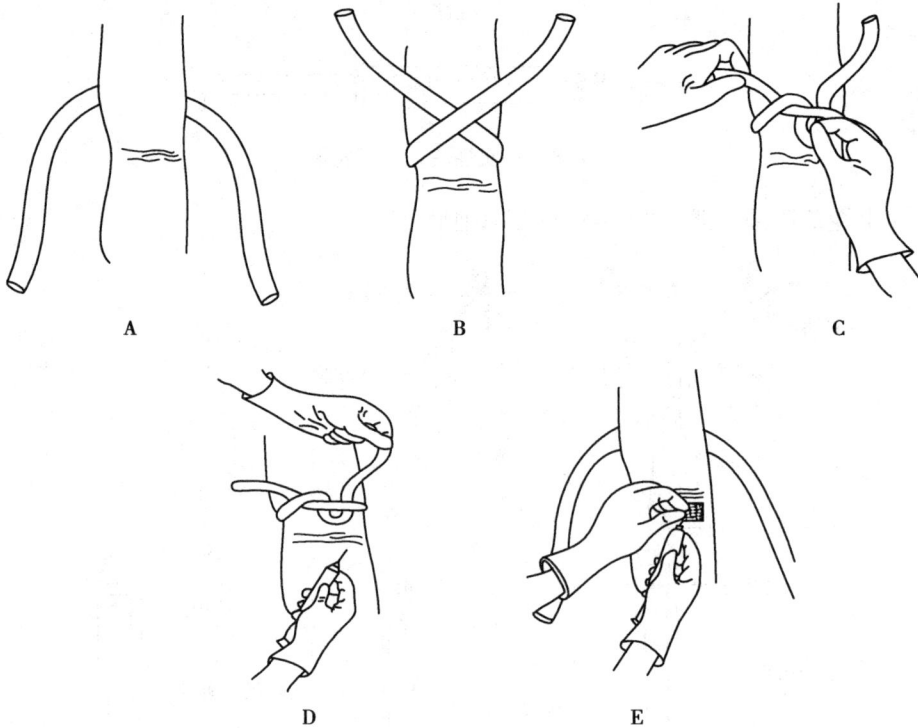

图1-5　扎压脉带、抽血及止血操作示意图

8. 穿刺皮肤　取下针帽,左手拇指固定静脉穿刺部位下端,右手持注射器,示指固定针头下座。保持针头斜面和针筒刻度向上,沿静脉走向使针头与皮肤呈30°斜行快速刺入皮肤,然后以5°向前穿破静脉壁进入静脉腔。

9. 抽血　左手缓缓向后拉注射器针栓,见回血后,沿静脉走向将针头推入少许。同时松开压脉带,向后拉针栓至所需血量刻度。若使用一次性负压采血器,当采血针头进入血管后会见少量回血,将另一端的胶塞穿刺针插入负压采血管中,因试管内负压作用,血液自动流入试管,至所需血量刻度后拔出试管即可(图1-5)。

10. 止血　嘱受检者松拳,用消毒棉签压住穿刺点,迅速向后拔出针头。继续紧按消毒棉签3分钟。

11. 放血　从注射器上取下针头。将血液沿试管壁缓缓注入试管。若含抗凝剂,需迅速将试管轻轻颠倒混匀6~8次。

【注意事项】

1. 采血前准备　采血前应向受检者耐心解释,以消除不必要的疑虑和恐惧心理。卧床受检者要求前臂伸展,暴露穿刺部位。

2. 准备试管　不同检查项目可根据试验需要选择不同的抗凝剂及其与血液的比例。

3. 选择静脉　如肥胖者静脉暴露不明显时,可以经碘酊、乙醇或碘伏消毒的左手示指,触摸采血部位,寻找静脉走向后凭触摸的方向与深度,试探性穿刺。如肘部静脉不明显或不宜穿刺,也可采用手背静脉等浅静脉穿刺。

4. 检查注射器　采血前要仔细检查针头是否安装牢固,针筒内是否干燥,是否有空气。所用针头应锐利、光滑、通气,针筒不漏气。一次性消毒注射器只能使用一次,不能反复

4

使用。

5. 消毒　本试验具有创伤性,必须严格无菌操作,以防采血部位感染;必须使用一次性消毒注射器,避免交叉感染。皮肤消毒后,不可再碰触消毒区。

6. 扎压脉带　压脉带绑扎不能过紧,以能减缓远端静脉血液回流,但又不能紧到压迫动脉血流为宜;压迫时间不超过 1 分钟,以避免淤血、血液浓缩和血液 pH 改变等,影响某些实验结果。

7. 穿刺皮肤　不能从静脉侧面进针。针头进入静脉的感觉是:皮肤有一定阻力,而静脉壁阻力较小,更富弹性。

8. 抽血　见回血后,沿静脉走向将针头推入少许,以免针头滑出;但不可用力深刺,以免造成血肿。抽血时针栓只能向外抽,不能向静脉内推,以免形成空气栓塞,造成严重后果。

9. 止血　用消毒棉签压迫穿刺点时,不要弯曲手臂,以免形成血肿。老年人、服用抗凝药者、肝功能异常者,须延长按压时间。

10. 放血　应先取下注射器针头,将血液沿试管壁缓缓注入试管,以免产生气泡或溅出。若含抗凝剂,需迅速将试管轻轻颠倒混匀 6 ~ 8 次,并防止泡沫产生和溶血。

11. 标本保存与检测　标本采集后应立即送检,实验室接到标本后应尽快检测。抗凝静脉血可稳定 8 ~ 12 小时,如不能及时测定,应置于 4℃保存。测定前,须恢复至室温并混匀。用于生物化学检查的标本若不能及时检测,应及时分离血清(浆)并进行适当的处理。

【讨论】

1. 进行静脉采血操作时如何保证检验结果的准确性?

2. 常用的静脉负压采血法有几种?各有何操作注意事项?

实验二　改良牛鲍血细胞计数板的使用

【目的】　掌握改良牛鲍血细胞计数板的结构和使用方法。

【原理】　混匀稀释的血液或体液,滴入具有固定体积和精密划分刻度的改良牛鲍血细胞计数板中,显微镜观察并计数所选择区域中的细胞数,再乘以稀释倍数,即可换算成单位体积内的细胞数。

【材料】

1. 器材

(1)改良牛鲍血细胞计数板、盖玻片:改良牛鲍血细胞计数板由优质厚玻璃制成。每块计数板由“H”形凹槽分成 2 个相同的计数室(图 1-6)。计数室两侧各有一条支持柱,较计数室平面高 0.10mm。将特制的专用盖玻片覆盖其上,形成高 0.10mm 的计数室。计数室平均分为 9 个大方格,每格长、宽各 1.0mm,面积为 $1.0mm^2$,容积为 $0.1mm^3$(μl)。其中,中央大方格用双线划分为 25 个中方格。位于四角的 4 个大方格用单线划分为 16 个中方格(图 1-7)。改良牛鲍血细胞计数板的应用见表 1-1。

(2)其他:试管、试管架、刻度吸管、吸耳球、微量吸管、乳胶吸头、干脱脂棉、玻璃棒、显微镜、绸布。

2. 试剂　白细胞稀释液、红细胞稀释液。

3. 标本　毛细血管血或 EDTA 抗凝新鲜全血。

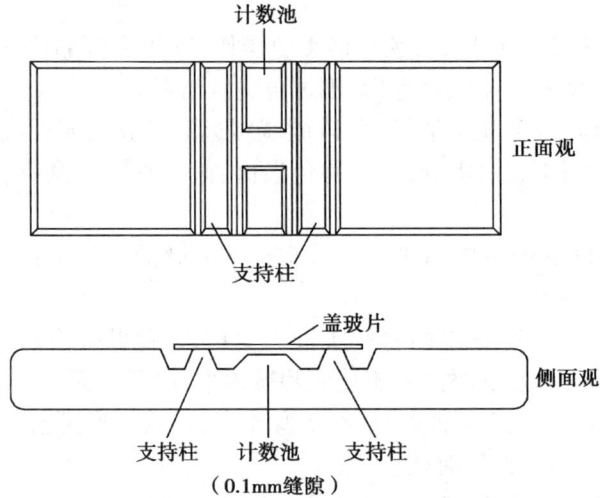

计数池

正面观

支持柱

盖玻片

侧面观

支持柱　计数池　支持柱

（0.1mm缝隙）

图 1-6　改良牛鲍血细胞计数板结构图

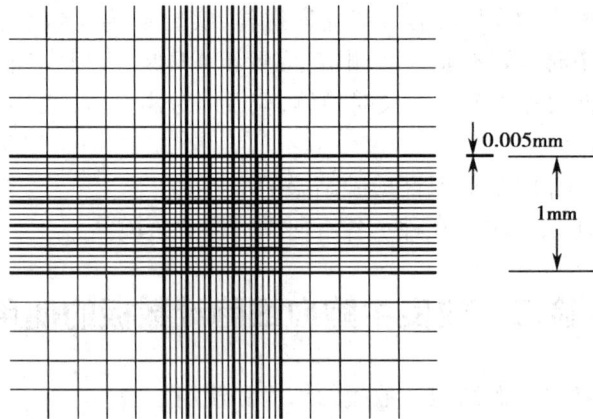

0.005mm

1mm

图 1-7　计数室模式图

表 1-1　改良牛鲍血细胞计数板的应用

计数细胞种类	计数域	计算(细胞数/L)
红细胞、血小板	中央大方格中的四角及中央 5 个中方格	$N \times 5 \times 10 \times$ 稀释倍数 $\times 10^6$
白细胞	四角 4 个大方格	$N/4 \times 10 \times$ 稀释倍数 $\times 10^6$
嗜酸性粒细胞、体腔液细胞、精子	两侧计数室四角及中央 5 个大方格共 10 个大方格	$N \times$ 稀释倍数 $\times 10^6$

【操作】

1. 准备计数板　取洁净的改良牛鲍血细胞计数板平置于操作台上,采用"推式法"即从计数板下缘向前平推盖玻片,将其盖在计数室上。

2. 稀释血液　取试管 2 支,标明 A、B,分别加白细胞稀释液 0.38ml、红细胞稀释液 2ml,再分别加血液 20μl、10μl,混匀成细胞悬液。

3. 充液　用微量吸管吸取或用玻棒蘸取已充分混匀的细胞悬液 A 液 1 滴,滴于计数板和盖玻片交界处,利用虹吸作用让液体顺其间隙充满计数室;以相同方法取 B 液充另一侧计数室,静置2~3分钟,待细胞下沉。

4. 计数　先用低倍镜观察,降低聚光器、缩小光阑使光线减弱,以便观察整个计数板结构及特征,同时观察血细胞分布是否均匀。在低倍镜下分别计数四角4个大方格的白细胞数并记录;在高倍镜下分别计数中央大方格中四角及中央5个中方格的红细胞数并记录(图1-8)。

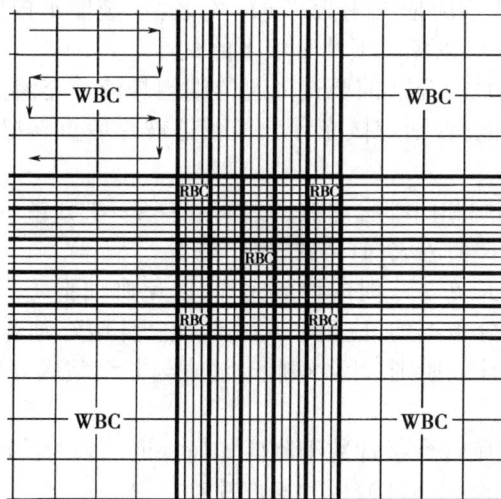

图1-8　红细胞、白细胞计数区域和计数顺序

5. 计数原则　①按照一定顺序计数。②逐格计数(图1-8)。③对压线细胞遵循数上不数下、数左不数右的原则(图1-9),以免重复或遗漏。

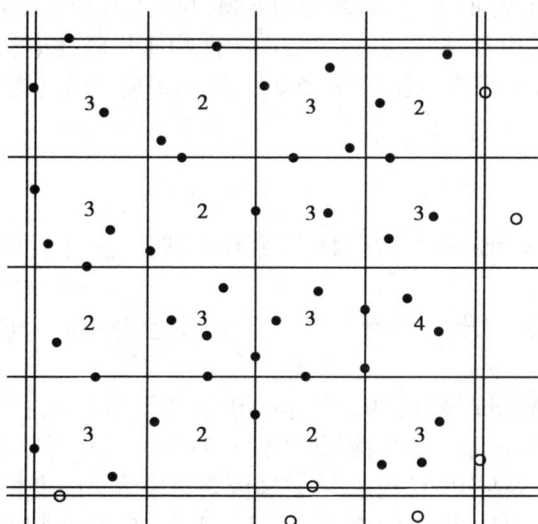

图1-9　细胞计数原则

计数黑色点,不计数白色点,方格内数字为应计细胞数目

【注意事项】

1. 改良牛鲍血细胞计数板

(1)计数板启用前及使用后每隔1年都要鉴定1次,以防不合格或磨损而影响计数结果的准确性,鉴定内容:①盖玻片检查:包括厚度和平整度。厚度检查使用千分尺对盖玻片的厚度进行多点测定,最少测9个区,每区测2点,要求区域间厚度差<2μm;平整度检查使用

平面平晶仪检测盖玻片两表面的干涉条纹,其条纹细密均匀或微量弯曲即符合要求。②计数室深度:将微米级千分尺尾部垂直架在计数板两堤上,移动尾部微米级千分尺,多点测量计数室的高度误差应在 ±2%（ ±2μm）以内。

（2）保证计数板和盖玻片清洁:操作中手指勿接触计数板表面,以防污染。如使用血液充液,计数板和盖玻片使用后应依次用 95%（V/V）乙醇、蒸馏水棉球擦拭,最后用清洁绸布拭净。切勿用粗糙织物擦拭,以免磨损计数板上的刻度。

2. 充液　计数板应平放。充液前要充分混匀细胞悬液。充液必须一次性完成,不能断续充液、满溢、不足或有气泡,否则应拭净计数板及盖玻片后重新操作。充液后不能移动或触碰盖玻片。

3. 静置计数板　红细胞和白细胞计数一般需静置 2～3 分钟,血小板需静置 10～15 分钟,注意保湿,放置时间过长会造成稀释液挥发。

4. 计数　血液稀释后应在 1 小时内计数完毕,以免血细胞凝集、稀释溶血、液体挥发后浓缩或分布不均。若细胞分布不均,应重新充液计数。计数红细胞、血小板用高倍镜,计数白细胞用低倍镜。应遵循计数原则,计数细胞时注意与非细胞成分相区别。

【讨论】
1. 使用改良牛鲍血细胞计数板计数细胞应如何保证结果的准确性?
2. 如何校正改良牛鲍血细胞计数板和盖玻片?

实验三　血涂片的制备和染色

【目的】　掌握血涂片的制备和染色方法。

【原理】　取一滴血于载玻片上推成均匀的血膜,并进行染色。染料含伊红和亚甲蓝,细胞中的碱性物质与酸性染料伊红结合染成红色;而酸性物质与碱性染料亚甲蓝结合染成蓝色。中性物质则同时与伊红和亚甲蓝结合,染成淡紫红色,从而使不同细胞呈现不同的染色特点。

【材料】
1. 器材
（1）载玻片。
（2）推片:选择边缘光滑的玻片,在两角分别作斜线标记,然后用玻璃切割刀裁去两角,制成约 15mm 宽度的推片。
（3）吸耳球、显微镜、一次性采血针或注射器、记号笔、蜡笔和染色架。

2. 试剂
（1）Wright 染液:①Wright 染料 1.0g、甲醇（AR 级以上）600ml、甘油 15ml。将全部染料放入清洁干燥的乳钵中,先加少量甲醇慢慢研磨（至少 30 分钟）,使染料充分溶解,再加少许甲醇混匀,然后将溶解部分倒入洁净的棕色瓶内,乳钵内剩余未溶解的染料,再加入少许甲醇细研,如此反复,直至染料全部溶解,甲醇用完为止。最后再加 15ml 甘油密闭保存。②磷酸盐缓冲液（pH 6.4～6.8）:磷酸二氢钾（KH_2PO_4）0.3g、磷酸氢二钠（Na_2HPO_4）0.2g、蒸馏水加至1000ml。配好后用磷酸盐溶液校正 pH,塞紧瓶口贮存。也可配成 10 倍浓缩液,使用时再稀释。

（2）Giemsa 染液:包含 Giemsa 染料 1.0g、甲醇（AR 级以上）66ml、甘油 66ml。将染料全部倒入盛有 66ml 甘油的圆锥烧瓶内,在 56℃ 水浴锅中加热 90～120 分钟,使染料与甘油充分混匀溶解,然后加入 60℃ 预热的甲醇,充分摇匀后放棕色瓶内,室温下静置 7 天,过滤后使用。此染液放置越久,染色效果越好。

（3）Wright-Giemsa 复合染液:①中性甘油:取甘油与水按体积比 1∶1 混合,加酚酞指示液2～3滴,用0.1mol/L氢氧化钠溶液滴定至溶液显粉红色即可。②Wright-Giemsa复合染液:Wright染料1.0g、Giemsa染料0.3g、甲醇(AR级以上)500ml、中性甘油10ml。将Wright染料和Giemsa染料置洁净研钵中,加少量甲醇研磨片刻,吸出上层混合液。反复数次,至500ml甲醇用完为止。将上层液体收集于棕色玻璃瓶中,每天早、晚各摇3分钟,共5天,存放1周后即可使用。③磷酸盐缓冲液(pH 6.4～6.8):磷酸二氢钾(KH_2PO_4)6.64g、磷酸氢二钠(Na_2HPO_4)2.56g、加少量蒸馏水溶解,用磷酸盐溶液调整pH,加水至1000ml。

3. 标本　毛细血管血或EDTA抗凝新鲜全血。

【操作】

1. 采血　采集毛细血管血1滴置于距载玻片一端1cm处,也可以使用玻璃棒、微量吸管或注射器针头等取EDTA抗凝新鲜全血1滴滴加在载玻片上,直径约4mm。

2. 推片　左手平执载玻片两端,右手持推片从血滴前方向后移动并接触血滴,使血液沿推片边缘展开,将推片与载玻片呈30°～45°,匀速向前将血液制成厚薄适宜的血涂片(图1-10),呈舌形,有头、体、尾三部分,且清晰可见。

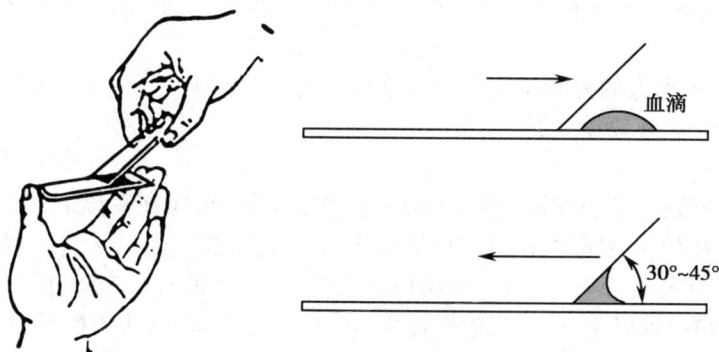

图1-10　血涂片制备示意图

3. 干燥　将推好的血涂片在空气中晃动,使其迅速干燥。

4. 标记　在载玻片的一端用记号笔编号,注明受检者姓名。

5. 染色

(1)Wright染色法:待血涂片干透后,用蜡笔在其两端画线,以防染色时染液外溢。将血涂片平放在染色架上,加染液数滴,以覆盖整个血膜为宜,0.5～1分钟后,滴加等量或稍多的缓冲液,用吸耳球对准血涂片吹气,使染液与缓冲液充分混匀。室温下放置5～10分钟后用流水冲去染液,待干。

(2)Giemsa染色法:将固定的血涂片置于被pH 6.4～6.8磷酸盐缓冲液稀释10～20倍的Giemsa染液中,浸染10～30分钟(标本较少可用滴染)。取出用流水冲洗,待干。

(3)Wright-Giemsa复合染色法:操作步骤同Wright染色法,但用Wright-Giemsa复合染液和缓冲液分别替代Wright染液和相应的缓冲液。

6. 观察结果

(1)肉眼观察:染色前血膜呈肉红色、舌形,厚薄适宜,头、体、尾分明,血膜两侧应留有空隙;染色后呈淡紫色。

(2)显微镜观察:将干燥后的血涂片置于显微镜下观察。用低倍镜观察血涂片体、尾交界处的血细胞分布及染色情况。油镜下,成熟红细胞呈粉红色;白细胞核呈紫色,粒细胞胞质颗粒呈现特有的颜色;单核细胞胞质呈灰蓝色;淋巴细胞胞质呈淡蓝色;血小板呈紫色。

【注意事项】

1. 载玻片 ①必须清洁、干燥、中性、无油脂,表面无划痕、边缘完整。新载玻片:常有游离的碱性杂质,应用10%盐酸浸泡24小时、清水彻底冲洗、擦干备用。使用过的载玻片:在含适量肥皂水或洗涤剂的清水中煮沸20分钟、用热水洗净、再用清水反复冲洗、蒸馏水浸洗、擦干或烤干后备用。②使用时,只能手持载玻片边缘,切勿触及表面。

2. 标本 ①首选毛细血管血(非抗凝血),也可用EDTA抗凝新鲜全血。EDTA-K$_2$能阻止血小板聚集,利于观察血小板形态。抗凝血标本应在4小时内制作涂片,用于血象分析的抗凝血不宜冷藏。②不能使用肝素抗凝标本。

3. 推片 ①所有血液必须在推片到达末端前用完。②对血细胞比容高、血黏度高者推片速度要慢、角度要小;反之,血细胞比容低于正常、血黏度较低者推片速度要快、角度要大,方可获得满意的血涂片。合格的血涂片为楔形,约3cm×2cm,表面光滑,两边留有小于0.3cm的空隙,中间有恰当大小(1.0～1.5cm)的阅片区。

4. 干燥 血涂片必须充分干燥,否则染色时细胞易脱落。如环境温度过低或湿度过大,可置37℃温箱中促干或在酒精灯火焰上方50mm处晃动,但不能直接对着火焰,以免细胞形态改变。

5. 标记 因体积大的异常细胞常集中于血涂片的尾部和边缘,做标记时要保护血涂片的尾部、边缘,防止破坏观察视野。

6. 染色

(1)Wright染液:①新鲜配制的染液偏碱,染色效果较差,应在室温下贮存一定时间,待亚甲蓝逐渐转变为天青B后使用,该过程称染料成熟。放置时间越久,天青B越多,染色效果越好,但染液应贮存于棕色瓶避光保存,且瓶口须盖严,以免甲醇挥发或氧化成甲酸。②甲醇必须用AR级(无丙酮)或以上。③染液中也可加中性甘油3ml,以防甲醇挥发,使细胞染色更清晰。

(2)加染液:应适量,以覆盖整个血膜为宜。染液不宜过少、固定时间不宜过长(一般0.5～1分钟),以免染液蒸发沉淀,难以冲掉。

(3)染色时间:与染液浓度、细胞多少及室温有关,染液淡、细胞多、室温低染色时间要长;反之,可缩短染色时间。必要时可增加染液量或延长染色时间。冲洗前应先在低倍镜下观察有核细胞是否染色清楚,核质是否分明。为获得理想的染色效果可采用先试染的方法,以便掌握染色时间和加缓冲液的比例。

(4)冲洗:①应以流水冲洗,不能先倒掉染液,以免染料沉渣沉着在血涂片上。②冲洗时间不能过久,以免脱色。③冲洗完的血涂片应立放在支架上待干,以免剩余水分浸泡造成脱色。

7. 观察结果 良好的血涂片应有由厚到薄的过渡,头尾及两侧有一定的空隙。染色后在血膜体、尾交界处的红细胞分布均匀,既不重叠又相互紧靠。如有条件,干燥后的血涂片先用中性树胶封片后再观察,不仅能长期保存血涂片,而且观察效果更佳。①染色偏深:可用水冲洗或浸泡一定时间;或用甲醇脱色。②染色偏淡:需复染,但应先加缓冲液后加染液,或加染液与缓冲液的混合液,切不可先加染液。③染料沉渣沉积:用甲醇冲洗2次,并立即用水冲掉甲醇,待干后复染。④出现蓝色背景:应注意涂片的固定;使用EDTA抗凝血。

【讨论】

1. 影响血涂片染色效果的因素及纠正方法有哪些?
2. 比较Wright、Giemsa和Wright-Giemsa三种染色法的优点和不足?
3. 血涂片质量不佳的情况及原因有哪些?

(徐建萍 林东红)

第二章

实验一　红细胞计数

【目的】　掌握显微镜法红细胞计数的方法。

【原理】　用等渗稀释液将血液稀释一定倍数后,充入改良牛鲍血细胞计数板的计数室,在显微镜下计数一定区域内的红细胞数量,经换算求出每升血液中的红细胞数量。

【材料】

1. 器材

(1)显微镜、改良牛鲍血细胞计数板、盖玻片、绸布。

(2)试管架、试管、刻度吸管、微量吸管、玻璃棒。

(3)采血针、消毒棉球、干脱脂棉。

2. 试剂

(1)红细胞稀释液(Hayem液):氯化钠1.0g,结晶硫酸钠5.0g(或无水硫酸钠2.5g),氯化高汞0.5g,蒸馏水加至200ml。溶解后加20g/L伊红溶液1滴,过滤后使用。

(2)甲醛枸橼酸盐稀释液:枸橼酸钠3.0g,36%~40%甲醛1ml,加蒸馏水至100ml。

(3)生理盐水或1%甲醛生理盐水。

3. 标本　毛细血管血或EDTA抗凝新鲜全血。

【操作】

1. 加稀释液　取小试管1支,加红细胞稀释液2ml。

2. 采血　用微量吸管采集毛细血管血或新鲜全血10μl,拭净管外余血,轻轻加至红细胞稀释液底部,再轻吸上清液清洗吸管3次,然后立即混匀,制成红细胞悬液。

3. 充液

(1)采用"推式"法在改良牛鲍血细胞计数板上加盖盖玻片。

(2)再次混匀试管中的红细胞悬液,用微量吸管或玻璃棒取混匀后的细胞悬液1滴,充入计数板的计数室,室温下平放3~5分钟,待细胞下沉后于显微镜下计数。

4. 计数　采用高倍镜依次计数计数室中央大方格内四角和正中5个中方格内的红细胞数。

5. 计算

$$红细胞数/L = N \times \frac{25}{5} \times 10 \times 10^6 \times 200 = N \times 10^{10} = \frac{N}{100} \times 10^{12}$$

N:表示5个中方格内数得的红细胞数;

$\times \frac{25}{5}$:将5个中方格红细胞数换算成1个大方格红细胞数;

×10：将 1 个大方格红细胞数换算成 1μl 血液内红细胞数；

×10^6：将 1μl 换算成 1L；

×200：血液的稀释倍数。

【参考区间】　成年男性(4.3~5.8)×10^{12}/L；成年女性(3.8~5.1)×10^{12}/L；新生儿(6.0~7.0)×10^{12}/L。

【注意事项】

1. 器材要求　所用器材均应清洁干燥,改良牛鲍血细胞计数板、盖玻片、微量吸管及刻度吸管的规格应符合质量要求,或经过校正方可使用。

2. 稀释液　红细胞稀释液应等渗、新鲜、无杂质微粒。

3. 操作要求　严格规范操作,从消毒、采血、稀释、充液到计数等环节都应严格规范要求。

(1)采血部位不当:采血局部的冻疮、发绀、水肿、感染等均可影响结果,使标本失去代表性。

(2)稀释倍数不准确:①稀释液或(和)血液的量不准确。②吸血时吸管内有气泡。③未拭净吸管外余血。④血液加入稀释液后,吸管带出部分稀释血液。⑤稀释液放置时间过长,蒸发浓缩。

(3)血液凝固:采血动作缓慢、过分挤压采血部位等可造成血液凝固。

(4)充液不当:红细胞悬液未混匀、充液过多或过少、断续充液、计数室内有气泡、充液后盖玻片移动、操作平台不平等,均可造成细胞分布不匀。因此,既要充分混匀红细胞悬液,又要防止剧烈振荡而破坏红细胞。必须一次性充满计数室,防止产生气泡、充液过多或过少等,充入血细胞悬液的量以不超过计数室台面与盖玻片之间的矩形边缘为宜。

(5)寻找计数区域:在显微镜光线不要太强的情况下,仔细调整显微镜的细螺旋,寻找计数区域。

(6)计数:①计数压线细胞:计数压线细胞时,应遵循"数上不数下、数左不数右"的原则,避免漏数或重复计数。②缩小计数域误差:尽量扩大血细胞计数范围和数量。细胞分布要均匀,参考区间数值内,2 次重复计数红细胞误差不超过 5%,否则应重新充液计数。③减少其他细胞影响:如减少白细胞、网织红细胞和有核红细胞的影响。

【讨论】

1. 什么是技术误差?常见的血细胞计数技术误差有哪些?

2. 如何排除异常标本对红细胞计数的影响?

3. 显微镜法红细胞计数法对器材有什么要求?

实验二　白细胞计数

【目的】　掌握显微镜法白细胞计数的方法。

【原理】　用白细胞稀释液将血液稀释一定的倍数,同时破坏溶解红细胞。将稀释的血液充入改良牛鲍血细胞计数板的计数室,在显微镜下计数一定区域内的白细胞数量,经换算求出每升血液中的白细胞数量。

【材料】

1. 器材

(1)显微镜、改良牛鲍血细胞计数板、盖玻片、绸布。

（2）试管架、试管、刻度吸管、微量吸管、玻璃棒。

（3）采血针、消毒棉球、干脱脂棉。

2. 试剂　白细胞稀释液:2%冰乙酸溶液中加入 10g/L 结晶紫(或亚甲蓝)3 滴。

3. 标本　毛细血管血或 EDTA 抗凝新鲜全血。

【操作】

1. 加稀释液　用吸管吸取白细胞稀释液 0.38ml 于小试管中。

2. 采血　用微量吸管采血 20μl,拭净管尖外部余血。将吸管插入小试管中白细胞稀释液的底部,轻轻放出血液,并吸取上层稀释液清洗吸管 3 次。

3. 混匀　将试管中血液与稀释液混匀,待细胞悬液完全变为棕褐色。

4. 充液

（1）采用"推式"法在改良牛鲍血细胞计数板上加盖盖玻片。

（2）再次混匀白细胞悬液。用微量吸管或玻璃棒取混匀后的细胞悬液 1 滴,充入计数板的计数室中,室温静置 2～3 分钟,待白细胞完全下沉后,在显微镜下计数。

5. 计数　在低倍镜下计数计数室的四角 4 个大方格内的白细胞总数。

6. 计算

$$白细胞数/L = \frac{N}{4} \times 10 \times 20 \times 10^6 = \frac{N}{20} \times 10^9$$

N:表示 4 个大方格内数得的白细胞数;

÷4:每个大方格的白细胞平均数量;

×10:将每个大方格细胞数量换算成 1μl 血液内的白细胞数;

×20:血液的稀释倍数;

×10^6:将 1μl 换算成 1L。

【参考区间】　成人(3.5～9.5)×10^9/L;新生儿(15～20)×10^9/L;儿童(5～12)×10^9/L。

【注意事项】

1. 器材要求　均须清洁、干燥,并经过严格的校准,采用合格检测试剂。

2. 标本要求

（1）标本种类:新鲜全血标本,血标本与抗凝剂应立即充分混匀。标本中不得有肉眼可见的溶血或小凝块。

（2）抗凝剂:EDTA-K_2 作为抗凝剂,其浓度为 3.7～5.4μmol/ml 血(1.5～2.2mg/ml 血)。

（3）采血速度:采血速度要快(以免血液凝固),针刺深度要适当(2～3mm),不能过度挤压(以免组织液混入)。

（4）稀释与混匀:稀释液应为无菌、无毒、适用于检测系统的缓冲盐溶液。稀释液应过滤(以免杂质、微粒干扰),取血量和稀释倍数要准确。

（5）容器及条件:①必须采用符合要求的塑料注射器或真空采血系统。②盛有标本的试管应有足够的剩余空间,以便血标本混匀。③标本置于 18～22℃温度下直接检测。④从标本采集到检测的时间间隔应不超过 4 小时。⑤检测前轻轻颠倒盛有标本的试管,使标本充分混匀。

3. 操作要求

（1）加盖玻片:加盖玻片的方式可影响充液的高度,进而影响计数结果。WHO 推荐采用"推式"法,此法较"盖式"法更能保证充液体积的高度为 0.10mm。

13

（2）充液：①充液前应适当用力、快速振荡 30 秒，以充分混匀白细胞悬液。但应避免产生过多气泡影响充液和准确计数。②充液时应避免充液过多、过少、断续，避免气泡及充液后移动或触碰盖玻片。

（3）细胞分布要均匀：白细胞总数在正常范围内时，各大方格间的细胞数不得相差 8 个以上。2 次重复计数误差不超过 10%，否则应重新充液计数。

（4）寻找计数区域：在显微镜光线不要太强的情况下，仔细调整显微镜的细螺旋，寻找计数区域。

（5）计数：①计数原则：计数压线细胞时，遵循"数上不数下、数左不数右"的计数原则。②校正有核红细胞的影响：由于白细胞稀释液不能破坏有核红细胞，若外周血出现有核红细胞，可使白细胞计数结果偏高。③减小固有误差：当白细胞数量 $<3\times10^9/L$ 时，可扩大计数范围（计数 8 个大方格内的白细胞数），或缩小稀释倍数（如采集 40μl 血液）。当白细胞数量 $>15\times10^9/L$ 时，可适当减少血量（如采集 10μl 血液），或增加稀释倍数（如取 0.78ml 稀释液）。

【讨论】

1. 生理因素对白细胞计数有什么影响？
2. 如何处理有核红细胞对白细胞计数的影响？

实验三 血小板计数

【目的】 掌握血小板普通显微镜计数的方法。

【原理】 血液经血小板稀释液按一定比例稀释和破坏红细胞后，充入改良牛鲍血细胞计数板的计数室，在显微镜下计数一定区域内的血小板数量，经过换算求出每升血液中血小板的数量。

【材料】

1. 器材

（1）显微镜、改良牛鲍血细胞计数板、盖玻片、绸布。

（2）试管架、试管、刻度吸管、微量吸管、玻璃棒。

（3）采血针、消毒棉球、干脱脂棉。

2. 试剂 10g/L 草酸铵稀释液：草酸铵 10.0g 和 EDTA- Na$_2$ 0.12g 溶于 1000ml 蒸馏水中，混匀。

3. 标本 毛细血管血或 EDTA 抗凝新鲜全血。

【操作】

1. 加稀释液 准确吸取 10g/L 草酸铵稀释液 0.38ml，置于清洁小试管中。

2. 采血 常规消毒环指，穿刺后，让血液自然流出，准确采血 20μl（或直接用 EDTA 抗凝新鲜全血），置于含有草酸铵的稀释液中，立即充分混匀。

3. 静置 置室温 10 分钟，待完全溶血后再混匀 1 分钟。

4. 充液

（1）采用"推式"法在改良牛鲍血细胞计数板上加盖盖玻片。

（2）轻轻摇动血小板悬液 2 分钟或 200 次以上，取混匀的血小板悬液 1 滴充入计数板计数室内，静置 10 ~ 15 分钟，使血小板充分下沉。空气干燥季节应将计数板置湿盒内。

5. 计数　用高倍镜计数计数室中央大方格内的四角和中央共 5 个中方格内血小板数量。

6. 计算　血小板/L $= N \times 5 \times 10 \times 20 \times 10^6 = N \times 10^9$

N:表示 5 个中方格内数得的血小板数;

$\times 5$:将 5 个中方格血小板数换算成 1 个大方格血小板数;

$\times 10$:将 1 个大方格血小板数换算成 $1 \mu l$ 血液内血小板数;

$\times 10^6$:将 $1 \mu l$ 换算成 1L;

$\times 20$:血液的稀释倍数。

【参考区间】　$(125 \sim 350) \times 10^9$/L。

【注意事项】

1. 患者准备　检查前患者应避免服用阿司匹林及其他抗血小板药物。

2. 器材要求　所用器材均须清洁、干燥,并经过严格的校准。

3. 稀释液要求　草酸铵稀释液要清洁,无细菌、尘埃等污染。存放时间较长后应过滤后再使用。

4. 采血　毛细血管采血时,针刺应达 3mm 深,使血液流畅。拭去第 1 滴血后立即采血,以防血小板聚集和破坏。如果同时做白细胞和血小板计数时,应先做血小板计数。

5. 制备悬液　血液加入血小板稀释液内要充分混匀,但不可过度振荡,以免导致血小板破坏和聚集。

6. 充液

(1)充液前必须轻轻摇动血小板悬液 2 分钟或 200 次以上,但用力不宜过大,以免造成血小板破坏或产生气泡,引起计数误差。

(2)血小板悬液充入计数板计数室后,需要静置 10 ~ 15 分钟,使血小板完全下沉后再计数。但应注意保持湿度,避免水分蒸发而影响计数结果。

7. 计数光线要求　计数时光线不可太强,注意微有折光性的血小板与尘埃等的鉴别,附着在血细胞旁的血小板也要注意,不要漏计。

8. 计数时间　应在 1 小时内计数完毕,否则结果偏低。

9. 及时核准血小板计数结果　由经验丰富的检验人员及时核准血小板计数结果。常用的方法有:

(1)用同一份血标本制备良好的血涂片,观察血小板数量、形态和分布情况,进行核准。

(2)用血小板计数的参考方法核准计数结果。

(3)每份标本最好做 2 次计数,若 2 次计数误差小于 10% ,取其均值报告;若计数误差大于 10% ,应做第 3 次计数,取 2 次相近结果的均值报告。

10. 排除非技术因素的影响

(1)血小板聚集或凝集、异常蛋白血症、巨大血小板、卫星现象、高脂血症导致血小板假性减少。

(2)含 HbH 包涵体的红细胞碎片、慢性淋巴细胞白血病患者的淋巴细胞核和细胞质碎片、小红细胞等可被误认为血小板,导致血小板假性增多。

【讨论】

1. 手工法计数血小板时,如何避免血小板被激活或破坏?

2. 不同血小板计数稀释液的优缺点。

实验四　嗜酸性粒细胞直接计数

【目的】　掌握嗜酸性粒细胞直接计数的方法。

【原理】　用嗜酸性粒细胞稀释液,将血液稀释一定倍数,使大部分的红细胞和其他白细胞被破坏并使嗜酸性粒细胞着色。将稀释的细胞悬液充入改良牛鲍血细胞计数板的计数室,计数一定区域内的嗜酸性粒细胞数,经过换算得出每升血液中的嗜酸性粒细胞数。

【材料】

1. 器材

(1)显微镜、改良牛鲍血细胞计数板、盖玻片、绸布。

(2)试管架、试管、刻度吸管、微量吸管、玻璃棒。

(3)采血针、消毒棉球、干脱脂棉。

2. 试剂

(1)伊红-丙酮稀释液:20g/L 伊红水溶液 5ml、丙酮 5ml、蒸馏水 90ml。

(2)Hinkelman 稀释液:伊红 0.2g、95% 苯酚 0.5ml、40% 甲醛 0.5ml、蒸馏水加至 100ml。

(3)乙醇-伊红稀释液:20g/L 伊红水溶液 10ml、95% 乙醇 30ml、甘油 10ml、碳酸钾 1.0g、枸橼酸钠 0.5g、蒸馏水加至 100ml。

(4)皂素-甘油稀释液:20g/L 伊红水溶液 10ml、皂素 0.3g、甘油 10ml、尿素 10.0g、氯化钠 0.9g、蒸馏水加至 100ml。

(5)溴甲酚紫稀释液:溴甲酚紫 25mg、蒸馏水 50ml。

(6)固绿(FCF)稀释液:①甲液:20g/L 固绿 20ml、丙酮 30ml、EDTA-Na$_2$ 0.2g、蒸馏水加至 500ml。②应用液:无水乙醇 27ml、甘油 10ml、碳酸钾 1.0g、草酸铵 0.2g,用甲液加至 100ml,过滤备用。

3. 标本　毛细血管血或 EDTA 抗凝新鲜全血。

【操作】

1. 加稀释液　吸取嗜酸性粒细胞稀释液 0.38ml 于小试管中。

2. 采血　用微量吸管采血 20μl,拭净管尖外部余血。将吸管插入小试管稀释液的底部,轻轻放出血液,并吸取上层稀释液清洗吸管 3 次。

3. 混匀　将试管中的血液与稀释液混匀,待红细胞完全溶解。

4. 充液

(1)采用"推式"法在改良牛鲍血细胞计数板上加盖盖玻片。

(2)再次混匀试管中的细胞悬液。用微量吸管或玻璃棒取细胞悬液 1 滴,充入计数板的 2 个计数室中,室温静置 3~5 分钟。

5. 计数　低倍镜下计数 2 个计数室共计 10 个大方格内的嗜酸性粒细胞。

6. 计算

$$嗜酸性粒细胞数/L = \frac{N}{10} \times 10 \times 20 \times 10^6$$

N:表示 10 个大方格内数得的嗜酸性粒细胞数;

÷10:每个大方格的白细胞平均数量;

×10:由每个大方格细胞数量换算成 1μl 的细胞数;

×20：血液稀释 20 倍；

×10^6：将 1μl 换算成 1L。

【参考区间】　（0.02～0.52）×10^9/L。

【注意事项】

1. 器材要求　所用器材必须是中性的，吸管、试管、计数板和盖玻片均应洗涤干燥后方可使用。

2. 固定检测时间　嗜酸性粒细胞计数最好固定标本的采集时间（上午 8 时或下午 3 时），以免受日间生理变化的影响。

3. 计数误差　造成白细胞计数误差的因素，在嗜酸性粒细胞计数时均应注意。

4. 保护细胞

（1）嗜酸性粒细胞稀释液中的乙醇、丙酮等为嗜酸性粒细胞的保护剂，若嗜酸性粒细胞被破坏，可适当增加其用量；若中性粒细胞破坏不全，则可适当减少其用量。

（2）因嗜酸性粒细胞易于破碎，混匀不宜太过用力；若使用含甘油的稀释液，因黏稠度大，要适当延长混匀时间。

5. 寻找计数区域　在显微镜光线不要太强的情况下，仔细调整显微镜的细螺旋，寻找计数区域。

6. 计数时间　计数应在血液稀释后 1 小时内完成，否则嗜酸性粒细胞会逐渐溶解破坏，造成结果偏低。

7. 鉴别细胞　注意与残留的中性粒细胞区别，以免误认。中性粒细胞一般不着色或着色较浅，胞质颗粒细小或不清。

【讨论】

1. 嗜酸性粒细胞计数稀释液的种类及其优缺点。

2. 什么情况下应进行嗜酸性粒细胞直接计数，为什么？

实验五　白细胞分类计数

【目的】　掌握显微镜外周血白细胞分类计数方法及各种白细胞的正常形态。

【原理】　将血液制成细胞分布均匀的血涂片，用 Wright 染液染色，根据各类细胞的形态特点和颜色差异将白细胞区别并进行计数。通常分类 100 个白细胞，计算得出各种白细胞所占的百分率。

【材料】

1. 器材　显微镜、分类计数器、香柏油、拭镜纸、清洁液（乙醚与无水乙醇比例为 3:7）。

2. 试剂　Wright 染液、磷酸盐缓冲液（pH 6.4～6.8）。

3. 标本　制备良好的血涂片。

【操作】

1. 染色　将血涂片用 Wright 染液染色，冲洗干净，自然干燥后待用。

2. 低倍镜观察　低倍镜下观察全片，包括白细胞的分布和染色情况。

3. 油镜观察　选择血涂片体、尾交界处细胞分布均匀、着色良好的区域，滴加香柏油 1 滴，按一定的方向顺序对所见到的每 1 个白细胞进行分类，并用白细胞分类计数器做好记录，共计数 100 个白细胞。

4. 计算 求出各类细胞所占的百分率。

【参考区间】 成人白细胞分类计数参考区间见表2-1。

表2-1 成人白细胞分类计数参考区间

细胞	百分率(%)	绝对值(×10⁹/L)
中性粒细胞(N)	40 ~ 75	1.8 ~ 6.3
嗜酸性粒细胞(E)	0.4 ~ 8.0	0.02 ~ 0.52
嗜碱性粒细胞(B)	0 ~ 1	0 ~ 0.06
淋巴细胞(L)	20 ~ 50	1.1 ~ 3.2
单核细胞(M)	3 ~ 10	0.1 ~ 0.6

【注意事项】

1. 血涂片制备 普遍采用传统的楔形法制备血涂片,即合格的涂片为楔形,约 3cm × 2cm,表面光滑,两边留有小于 0.3cm 的空隙,中间有恰当大小(1.0 ~ 1.5cm)的阅片区。

2. 血涂片染色 染色后的细胞色彩鲜明,能显示出各种细胞特有的色彩,细胞核结构和细胞质颗粒清楚。

3. 计数

(1)观察全片:应采用低倍镜观察血涂片的染色质量及细胞分布情况,注意血涂片边缘及尾部有无巨大的异常细胞及寄生虫等。

(2)分类部位:①体积较小、密度较大的淋巴细胞在体部较多。②体积较大、密度较小的单核细胞和粒细胞在尾部和两侧较多;异常大的细胞则常在尾部。③由于白细胞在血涂片中分布不均匀,应选择细胞分布均匀、染色效果好的部位(一般在体尾交界处或片头至片尾的 3/4 区域)进行分类。

(3)分类规律:分类时要按一定方向有规律地移动视野(以城垛式进行),避免重复、遗漏、主观选择视野。因为血涂片边缘的大细胞偏多,无代表性,故应避免分类血涂片边缘的细胞。

4. 分类细胞

(1)细胞数量:白细胞分类计数的精确性与分类计数的细胞数量有关,被计数的白细胞占总计数白细胞的比例越大,误差就越小。为兼顾临床的工作效率,分类计数白细胞数量可根据白细胞总数而定。白细胞总数为(3.0 ~ 15.0)×10⁹/L 时,分类计数 100 个细胞。总数大于 15.0×10⁹/L 时,应计数 200 个白细胞,而总数低于 3.0×10⁹/L 时,则应选用 2 张血涂片计数 50 ~ 100 个白细胞。

(2)细胞形态:分类时应特别注意各种白细胞的形态特点,不能只注重细胞的颜色,更要重视其结构特点(如大小、细胞核、细胞质、颗粒等)。

5. 注意影响因素

(1)幼稚细胞:①分类计数中若发现异常或幼稚白细胞,应逐个分类计数和报告,并包括在白细胞分类的比值或百分率中。②分类计数中见到幼稚红细胞,应逐个计数,但不计入 100 个白细胞内,而以分类 100 个白细胞时见到幼稚红细胞的数量来报告(x:100),并注明其所属阶段。

(2)异常细胞:CLSI 的 H20-A2 规定,若发现异型淋巴细胞,应计数和报告;破坏细胞如仍能清晰辨认,如嗜酸性粒细胞也应计数。无法辨认破坏细胞,如涂抹细胞或篮细胞则作为"其他"报告,但应注意推迟计数可使涂抹细胞或篮细胞增多,故染色后应及时计数。

（3）其他细胞:注意观察成熟红细胞和血小板的形态、染色及其分布情况。

（4）细胞碎片:在特殊情况下,如 HIV 感染使白细胞碎片增加,可通过加入 22% 清蛋白消除。

【讨论】

1. 显微镜白细胞分类计数对血涂片有什么要求?
2. 显微镜和血液分析仪法白细胞分类计数法的优缺点有哪些?

实验六　外周血细胞形态检查

一、白细胞形态检查

【目的】　掌握各种白细胞正常形态和病理形态。

【原理】　用普通光学显微镜,直观观察经 Wright 染色后血涂片上的白细胞。从细胞大小、细胞核、细胞质等多方面观察细胞。

【材料】

1. 器材　显微镜、香柏油、拭镜纸、清洁液。
2. 试剂　Wright 染液、磷酸盐缓冲液(pH 6.4 ~ 6.8)。
3. 标本　制备良好的血涂片。

【操作】

1. 染色　将血涂片用 Wright 染液染色,冲洗干净,自然干燥后待用。
2. 低倍镜观察　低倍镜观察全片,对细胞分布、数量、染色情况作初步估计。
3. 油镜观察　滴加香柏油 1 滴,在油镜下对白细胞从细胞大小、细胞核、细胞质等方面做认真仔细的观察。
4. 计算毒性指数　观察 100 或 200 个中性粒细胞,记录有病理变化的中性粒细胞数量,计算毒性指数。

$$毒性指数 = \frac{有中毒颗粒的中性粒细胞数}{计数的中性粒细胞数}$$

【参考区间】　无异常白细胞,外周血正常白细胞形态特征见表2-2。

表2-2　外周血正常白细胞形态特征

细胞	直径（μm）	形态	胞质	胞核	染色质
Nst	10 ~ 15	圆形	粉红色。颗粒量多、细小、均匀、紫红色	弯曲呈杆状、带状、腊肠样	粗糙,深紫红色
Nsg	10 ~ 15	圆形	粉红色。颗粒量多、细小、均匀、紫红色	分 2 ~ 5 叶。杆状 5% ~ 8%,2 叶 30% ~ 35%,3 叶 40% ~ 50%,4 叶 15% ~ 20%,5 叶 <0.5%,6 叶 0%	粗糙,深紫红色

续表

细胞	直径 （μm）	形态	胞质	胞核	染色质
E	13～15	圆形	着色不清。颗粒橘黄、粗大、整齐排列、均匀充满胞质	多分2叶，眼镜形	粗糙，深紫红色
B	10～12	圆形	着色不清。颗粒紫黑色、量少、大小不均、排列杂乱、可盖于核上	核形因颗粒遮盖而不清晰	粗糙，深紫红色
L	6～15	圆形或椭圆形	透明、淡蓝色。多无颗粒，大淋巴细胞可有少量粗大、不均匀紫红色颗粒	圆形、椭圆形、肾形	深紫红色，粗糙成块，核外缘光滑
M	12～20	圆形、椭圆形或不规则形	半透明、灰蓝色或灰红色。颗粒细小、尘土样紫红色	肾形、山字形、马蹄形、扭曲折叠不规则形	疏松网状，淡紫红色，有膨胀和立体起伏感

【注意事项】

1. 区别不同类型细胞　含中毒颗粒的中性粒细胞应与嗜碱性粒细胞区别,其区别要点是嗜碱性粒细胞胞核较少分叶,染色较浅。嗜碱性颗粒着色更深,较大且不均匀,细胞边缘常分布较多,也可覆盖于细胞核上。

2. 染色的影响　在血涂片染色偏碱或染色时间过长时,可将中性颗粒误认为中毒颗粒。应注意全片各种细胞的染色情况。

【讨论】

1. 如何确定中性粒细胞核型?

2. 中性粒细胞核型变化的意义。

二、红细胞形态检查

【目的】　掌握正常红细胞的形态特点及检查方法。

【原理】　用普通光学显微镜直接观察经 Wright 染色后的红细胞形态。

【材料】

1. 器材　显微镜、香柏油、拭镜纸、清洁液。

2. 试剂　Wright 染液、磷酸盐缓冲液(pH 6.4～6.8)。

3. 标本　制备良好的血涂片。

【操作】

1. 染色　将血涂片用 Wright 染液染色,冲洗干净,自然干燥后待用。

2. 低倍镜观察　低倍镜下观察全片,包括红细胞的分布和染色情况。

3. 油镜观察　滴加香柏油 1 滴,在油镜下仔细观察红细胞的形态。

【参考区间】　红细胞呈双凹圆盘形,细胞大小均一,平均直径 7.2μm(6.7～7.7μm);Wright 染色后为淡粉红色,血红蛋白充盈良好,呈正常色素性,向心性淡染,中央为生理性淡染区,大小约为直径的1/3;胞质内无异常结构。

【注意事项】

1. 制备良好的血涂片　如采血不当、涂片不当、染色不当、抗凝剂 EDTA 浓度过高,或长时间放置血液、涂片干燥过慢,或由于固定液中混有少许水分、涂片末端附近等可造成红细胞形态异常。

2. 合格的检验人员　经严格培训、有理论、有实践经验的检验人员是细胞形态学检查质量保证的前提。

3. 选择理想的区域进行镜检　理想红细胞分布区域是红细胞之间紧密排列而不重叠,且有立体感。

4. 注意完整规范的检查顺序　应先在低倍镜下检查血涂片,观察细胞分布和染色情况,再用油镜观察血膜体尾交界处的细胞形态,同时浏览是否存在其他异常细胞,如幼稚细胞或有核红细胞等。

5. 减少人为影响因素　应认真浏览全片,排除人为因素影响。一般真正的异形红细胞均匀分布于全片,而假性异形红细胞常局限于个别区域。

【讨论】

1. 如何评价红细胞形态检查方法?

2. 人为因素可造成哪些红细胞形态异常?

三、血小板形态检查

【目的】　掌握正常血小板的形态特点及检查方法。

【原理】　用普通光学显微镜直接观察经 Wright 染色后的血小板形态。

【材料】

1. 器材　显微镜、香柏油、拭镜纸、清洁液。

2. 试剂　Wright 染液、磷酸盐缓冲液(pH 6.4~6.8)。

3. 标本　制备良好的血涂片。

【操作】

1. 染色　将血涂片用 Wright 染液染色,冲洗干净,自然干燥后待用。

2. 低倍镜观察　低倍镜下观察全片,包括血小板的分布和染色情况。选取涂片厚薄适宜、细胞分布均匀、细胞形态完整的区域,换油镜观察。

3. 油镜观察　滴加香柏油 1 滴,在油镜下仔细观察 10 个视野内的血小板形态特点和数量。

【参考区间】　血小板呈两面微凸的圆盘状,直径 1.5~3μm,新生血小板体积大,成熟者体积小。在血涂片上往往散在或成簇分布,其形态多数为圆形、椭圆形或略欠规则;胞质呈淡蓝或淡红色,中央有细小、分布均匀而相聚或分散于胞质中的紫红色颗粒。

【注意事项】

1. 采血与抗凝　采血要顺利,以避免血小板聚集与黏附。以 EDTA 抗凝新鲜全血观察血小板数量和形态优于毛细血管血。

2. 制备血涂片　采血后立即制备血涂片。如采血不当、涂片不当、染色不当、长时间放置血液、涂片干燥过慢等可影响血小板形态。

3. 合格的检验人员　经严格培训、有理论、有实践经验的检验人员是血小板形态学检查质量保证的前提。

4. 选择理想的区域进行镜检 理想区域是红细胞之间紧密排列而不重叠。

5. 注意完整规范的检查顺序 应先在低倍镜下检查血涂片,观察血小板分布和染色情况,再用油镜观察血膜体尾交界处的血小板形态。

6. 减少人为影响因素 应认真浏览全片,排除人为因素影响。一般真正的异形血小板均匀分布于全片,而假性异常血小板常局限于个别区域。

【讨论】

1. 血小板卫星现象及其意义。

2. 影响血小板聚集的因素有哪些?

(刘成玉)

实验七 网织红细胞计数

一、试 管 法

【目的】 掌握网织红细胞试管法计数的方法。

【原理】 网织红细胞胞质内残存少量核蛋白体和核糖核酸(RNA)等嗜碱性物质,经煌焦油蓝或新亚甲蓝等染液活体染色后呈蓝色网织状或点粒状,在显微镜下计数一定数量红细胞中的网织红细胞。

【材料】

1. 器材 显微镜、香柏油、拭镜纸、清洁液、试管、试管架、载玻片、推片、Miller 窥盘。Miller 窥盘为一个厚为 1mm、直径为 19mm 的圆形玻片,玻片上刻有大小两个正方形格子(图 2-1),大方格 B 面积(含小方格)为小方格 A 的 9 倍。

2. 试剂

(1)10g/L 煌焦油蓝生理盐水溶液:煌焦油蓝 1.0g,枸橼酸三钠 0.4g,氯化钠 0.85g,溶于双蒸水 100ml 中,混匀,过滤后贮存于棕色试剂瓶中备用。

(2)新亚甲蓝 N 溶液:新亚甲蓝 0.5g,草酸钾 1.4g,氯化钠 0.8g,蒸馏水加至 100ml,过滤后贮存于棕色试剂瓶中备用。

3. 标本 新鲜全血。

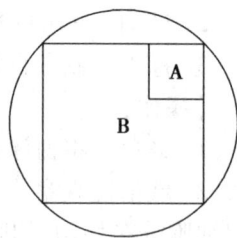

图 2-1 Miller 窥盘

【操作】

1. 加染液 于小试管中加入染液 1 滴。

2. 加血染色 于上述试管内加入新鲜全血 1 滴,立即混匀,室温下放置 15 ~ 20 分钟。

3. 制备涂片 取混匀染色血 1 小滴滴于载玻片上,推制成薄血涂片,自然干燥。

4. 观察 低倍镜下观察红细胞的分布和染色情况,并选择红细胞分布均匀、着色好的部位。

5. 计数

(1)常规法:在油镜下对所选部位计数至少 1000 个红细胞中的网织红细胞。

(2)Miller 窥盘计数法:为了提高网织红细胞计数的精度和速度,ICSH 推荐使用 Miller 窥盘。将 Miller 窥盘放置于接目镜内,于 Miller 窥盘的小方格内计数所有成熟红细胞,在大方格内(含小格)计数网织红细胞数。为控制 CV 水平,建议根据网织红细胞的数量决定所应计数的红细胞数量(表 2-3)。

表 2-3　实际需要在小方格内计数的红细胞数

网织红细胞百分数×100	小方格内需要计数的红细胞数 (达到 $CV=10\%$)	所计数目达到相当于总的红细胞数
$1\sim2$	1000	9000
$3\sim5$	500	4500
$6\sim10$	200	1800
$11\sim20$	100	900

6. 计算

常规法:网织红细胞百分数 $=\dfrac{\text{计数 1000 个红细胞中的网织红细胞数}}{1000}\times100\%$

Miller 窥盘法:网织红细胞百分数 $=\dfrac{\text{大方格 B 内的网织红细胞数}}{\text{小方格 A 内的红细胞数}\times9}\times100\%$

网织红细胞数/L ＝ 红细胞数/ L×网织红细胞百分数

【参考区间】 成人、儿童:0.5%~1.5%;新生儿:2.0%~6.0%。成人绝对值(24~84)×10^9/L。

【注意事项】

1. 染液　染液质量直接影响网织红细胞计数的准确性。煌焦油蓝染液长期普遍应用,但溶解度低,易形成沉渣吸附于红细胞表面;新亚甲蓝对网织红细胞染色力强且稳定,是 WHO 推荐使用的染液。试剂应定期配制,以免变质沉淀。Wright 染液复染可使网织红细胞数值偏低。

2. 标本　因网织红细胞在体外仍继续成熟,其数量随着保存时间的延长而递减,所以标本采集后应及时处理;标本染色后也应及时测定,因染料吸附可人为增高网织红细胞计数值。

3. 染色过程　染色时间不能过短,室温低时,可放置 37℃温箱或适当延长染色时间。染液与血液的比例以 1:1 为宜。

4. 观察　选择红细胞分布均匀、网织红细胞着色好的部位计数,凡含有 2 个以上网织颗粒的红细胞均应计为网织红细胞。由于网织红细胞体积较大,故应兼顾血片边缘和尾部。应注意网织红细胞与 HbH 包涵体的鉴别,前者为蓝绿色网织状或点粒状结构,分布不均;后者为蓝绿色圆形小体,均匀散在于整个红细胞内,一般在温育 10~60 分钟后出现。

二、玻　片　法

【目的】　掌握网织红细胞玻片法计数的原理及操作步骤。

【原理】　同试管法。

【材料】

1. 器材　显微镜、香柏油、拭镜纸、清洁液、载玻片、推片、Miller 窥盘。

2. 试剂　10g/L 煌焦油蓝乙醇溶液:煌焦油蓝 1.0g(置于乳钵中研磨),溶于 95% 乙醇100ml,过滤后贮存于棕色试剂瓶中备用。

3. 标本 新鲜全血。

【操作】

1. 加染液 于载玻片的一端滴加 10g/L 煌焦油蓝乙醇溶液 1 滴,待其自然干燥后备用。

2. 加血液 取血 1 滴,滴在干燥的染料上,用推片角轻轻将血滴与染料混匀,然后用另一载玻片盖在此载玻片上,使两玻片黏合,以免血液和染料干燥。

3. 制备涂片 15～20 分钟后,移开上层玻片,取 1 小滴推制成血涂片。

4. 观察、计数、计算 同试管法。

5. 操作示意(图 2-2)。

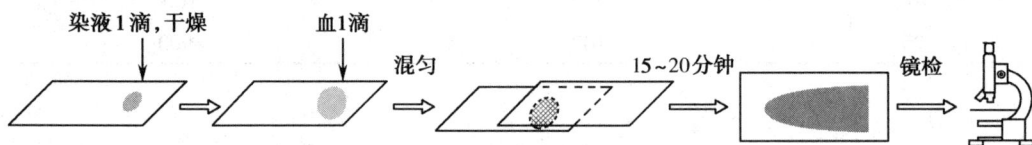

图 2-2 网织红细胞玻片法操作示意图

【参考区间】 同试管法。

【注意事项】 玻片法的注意事项大致同试管法,但因玻片法染色时血液中的水分容易蒸发,造成染色时间偏短,结果偏低,因此染色过程应特别注意防止水分蒸发。

【讨论】

1. 网织红细胞计数可用哪些染液?本次实验选择哪种染液,简述其优缺点。

2. 影响网织红细胞计数的因素有哪些?如何进行质量控制?

实验八 血红蛋白测定

一、氰化高铁血红蛋白测定法

【目的】 掌握血红蛋白的氰化高铁血红蛋白(HiCN)测定法。

【原理】 在 HiCN 转化液中,红细胞被溶血剂破坏,各种血红蛋白(SHb 除外)中的 Fe^{2+} 被高铁氰化钾氧化成 Fe^{3+},形成高铁血红蛋白(Hi),Hi 与氰化钾提供的氰根离子(CN^-)结合生成稳定的复合物氰化高铁血红蛋白(HiCN)。棕红色的 HiCN 在波长 540nm 处有吸收峰,用分光光度计测定该处的吸光度,再换算成每升血液中的血红蛋白浓度,或用 HiCN 参考液进行比色法测定制作标准曲线供查阅。

【材料】

1. 器材 采血用具、微量吸管、乳胶吸头、干脱脂棉、试管、试管架、5ml 吸管、吸耳球、分光光度计。

2. 试剂

(1)HiCN 转化液(文齐液):氰化钾(KCN)0.05g,高铁氰化钾[$K_3Fe(CN)_6$]0.20g,磷酸二氢钾(KH_2PO_4)0.14g,Triton X-100 1.0ml,蒸馏水加至 1000ml,调整 pH 至 7.0～7.4。

(2)标准的 HiCN 参考液(200g/L 商品试剂)。

3. 标本 EDTA 抗凝新鲜全血或毛细血管血。

【操作】

1. 直接定量测定法

（1）加转化液：将 5ml HiCN 转化液加入试管内。

（2）采血与转化：取全血 20μl，加到盛有转化液的试管底部，用上清液反复清洗吸管 3 次，充分混匀血液与转化液，静置 5 分钟。

（3）测定吸光度：用符合 WHO 标准的分光光度计（常规测定时带宽应小于 6nm）在波长 540nm 处，光径（比色杯内径）为 1.000cm 时，以 HiCN 转化液或蒸馏水调零，测定标本的吸光度（A）。

（4）计算

$$Hb(g/L) = A \times \frac{64\,458}{44\,000} \times 251 = A \times 367.7$$

式中，A 为 540nm 处测定的标本吸光度；64 458 为血红蛋白平均分子量；44 000 为血红蛋白毫摩尔消光系数；251 为稀释倍数。

2. 参考液比色法测定　采用直接定量测定法的先决条件是分光光度计必须符合标准，在没有符合 WHO 标准的分光光度计的情况下，可用 HiCN 参考液绘制标准曲线间接查出 Hb(g/L)，或求出换算常数（K）值，间接计算出 Hb(g/L)。

（1）按直接定量测定法的步骤（1）～（3），测定标本的吸光度（A）。

（2）测定 HiCN 参考液的吸光度：将 HiCN 参考液倍比稀释为 50g/L、100g/L、150g/L、200g/L 四种血红蛋白浓度，在所用的分光光度计 540nm 处分别测定各稀释度的吸光度。举例：吸光度测定值分别为 0.13、0.27、0.41、0.54。

（3）绘制标准曲线及查出待测标本的血红蛋白浓度：以参考液 Hb(g/L) 为横坐标、吸光度测定值为纵坐标，在坐标纸上绘出标准曲线（图 2-3）。通过标准曲线查出待测标本的血红蛋白浓度 Hb(g/L)。

举例：若血液标本的吸光度（A）= 0.32，由标准曲线即可查出 Hb(g/L) = 118(g/L)。

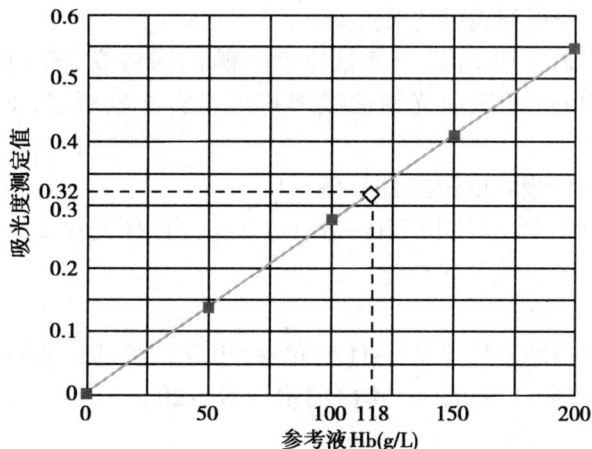

图 2-3　利用 HiCN 标准曲线查出血红蛋白浓度

（4）或先求出换算常数 K 值，再计算血红蛋白浓度。

$$K = \frac{\sum Hb}{\sum A} = \frac{50 + 100 + 150 + 200}{0.13 + 0.27 + 0.41 + 0.54} = 370.37$$

$$Hb(g/L) = K \times A = 370.37 \times 0.32 = 118.52(g/L)$$

【参考区间】　成年男性：120～160g/L；成年女性：110～150g/L；新生儿：170～200g/L。

【注意事项】

1. 分光光度计校正　若用分光光度计作精密度定量测定,分光光度计的波长和吸光度需要校正,带宽应小于1nm,比色杯光径1.000cm,允许误差为0.5%(即0.995~1.005cm),测定温度为20~25℃。

2. HiCN 转化液

(1)HiCN 转化液应以蒸馏水配制,pH 稳定在7.0~7.4。配好的试剂用滤纸过滤后为淡黄色透明溶液,用蒸馏水调零,比色杯光径1.000cm,波长540nm处的吸光度应<0.001。试剂应贮存在棕色有塞玻璃瓶中,不能分装于多个试管中且长时间敞开管口又不避光;也不能贮存在塑料瓶中,因CN^-会丢失,导致测定结果偏低。试剂置4℃冰箱内保存一般可用数月,如变绿、混浊则不能使用;注意不能在0℃以下保存,因为结冰可引起高铁氰化钾还原,使转化液褪色失效。

(2)HiCN 转化液是一种低离子强度而pH又近中性的溶液,遇到白细胞过多或异常球蛋白增高的血液标本,转化液会出现混浊。若因白细胞过多引起的混浊,可离心后取上清液比色;若因球蛋白异常增高(如肝硬化者)引起的混浊,可向转化液中加入少许固体氯化钠(约0.25g)或碳酸钾(约0.1g),混匀后可使溶液澄清。

(3)HiCN 转化液中氰化钾是剧毒品,配制转化液时要按剧毒品管理程序操作。配制好的HiCN 转化液中因氰化钾含量低,又有高铁氰化钾存在,毒性不是很大,但仍应妥善保管。测定后的废液不能与酸性溶液混合,因为氰化钾遇酸可产生剧毒的氰氢酸气体。为防止氰化钾污染环境,比色测定后的废液集中于广口瓶中。按每升 HiCN 废液加次氯酸钠溶液(安替福民)40ml,充分混匀,敞开容器,置室温3小时以上。待CN^-氧化成CO_2和N_2挥发后再排入下水道。

(4)HbCO 转化为HiCN 的速度缓慢,有时可长达数小时,如延长转化时间或加大试剂中$K_3Fe(CN)_6$的用量,可望得到满意结果。

3. HiCN 参考液　若采用HiCN 参考液比色法测定,参考液应作纯度检查,要求:

(1)波长450~750nm 的吸收光谱曲线形态应符合文献所述,即波峰在540nm,波谷在504nm。

(2)540nm/504nm 的吸光度比应为1.59~1.63。

(3)用 HiCN 试剂作空白,波长710~800nm 处,比色杯光径1.000cm 时,吸光度应小于0.002。

4. 其他

(1)引起测定值增高的常见误差是:①转化液 HiCN 的稀释倍数不准确。②红细胞溶解不当。③血浆中脂质或蛋白量增加。④白细胞计数$>20 \times 10^9/L$。⑤血小板计数$>700 \times 10^9/L$。

(2)应定期检查标准曲线和换算常数 K,并与所用的分光光度计相配。理论上,吸光度与血红蛋白浓度呈线性关系,故 HiCN 标准曲线应为从坐标原点出发的一条直线。

(3)加液量必须准确。标准微量吸管必须经过水银称重法校正。

二、十二烷基硫酸钠血红蛋白测定法

【目的】　熟悉血红蛋白的十二烷基硫酸钠血红蛋白(SDS-Hb)测定法。

【原理】　血液中除 SHb 以外的所有血红蛋白均可与低浓度的 SDS 作用,亚铁血红素被氧化成稳定的棕红色高铁血红素样复合物(SDS-Hb)。由于 SDS-Hb 的毫摩尔消光系数尚未确认,故不能根据标本吸光度直接计算结果;需用 HiCN 法及本法分别测定多份不同浓度抗凝血或溶血的血红蛋白浓度和吸光度,以此绘制标准曲线,间接计算血红蛋白浓度。

【材料】

1. 器材　同氰化高铁血红蛋白测定法。

2. 试剂

(1)60g/L 十二烷基硫酸钠的磷酸盐缓冲液:称取 60.0g 十二烷基硫酸钠溶解于 33.3mmol/L 磷酸盐缓冲液(pH 7.2)中,加 Triton X-100 70ml 于溶液中混匀,再加磷酸盐缓冲液至1000ml,混匀。

(2)SDS 应用液:用蒸馏水将原液稀释 100 倍。

3. 标本　EDTA 抗凝新鲜全血或毛细血管血。

【操作】

1. 制备标准曲线　取 4 份不同浓度抗凝血分别用 HiCN 法及本法测定每份血液的血红蛋白浓度和吸光度,然后以 HiCN 法测得的血红蛋白浓度为横坐标,SDS 法测得的吸光度为纵坐标,绘制标准曲线。

2. 测定　取 SDS 应用液 5ml 置于试管中,加入全血 20μl 充分混匀。5 分钟后置 540nm 下以应用液调零,测定其吸光度,查标准曲线即可得出血红蛋白浓度。

【参考区间】　同氰化高铁血红蛋白测定法。

【注意事项】　SDS 液可破坏白细胞,因此对某些血液分析仪不宜使用。

【讨论】

1. HiCN 和 SDS-Hb 法测定血红蛋白最主要的优点和缺点是什么? 按照方法学评价要求设计一实验并完成。

2. HiCN 转化液在使用过程中应注意哪些问题?

3. 影响血红蛋白测定的因素有哪些? 如何进行质量控制?

实验九　血细胞比容测定

一、微　量　法

【目的】　掌握血细胞比容(HCT,Hct)的微量测定法。

【原理】　将定量的抗凝血液在一定的速度和时间离心后,血液中的各种不同成分互相分离,计算压实红细胞占全血的比值即为血细胞比容。

【材料】

1. 器材

(1)专用毛细管:用钠玻璃制成,长度为(75±0.5)mm;内径为(1.155±0.085)mm;管壁厚度为 0.20mm,允许范围 0.18~0.23mm。

(2)毛细管密封胶:应使用黏土样密封胶或符合要求的商品。

(3)专用高速离心机:离心半径应大于 8.0cm,能在 30 秒内加速到最大转速,在转动圆周边的 RCF 为 10 000~15 000g 时,转动 5 分钟,转盘的温度不超过45℃。

(4)专用读数尺(可用一般刻度尺代替)。

（5）试管、微量吸管、乳胶吸头、干脱脂棉。

2. 标本 EDTA 或肝素抗凝新鲜全血。

【操作】

1. 吸血 用虹吸法将血液充入专用毛细管中,至 2/3(50mm)处,避免气泡产生。如为外周血,管内预先涂布肝素抗凝剂。

2. 封口 把毛细管未吸血的一端垂直插入密封胶,封口。密封胶柱应为 4~6cm。

3. 离心 把毛细管(封端向外)放入专用高速离心机,以 RCF 12 500g 离心 5 分钟。

4. 读数 取出离心后的毛细管置于专用读数板的凹槽中,移动滑尺刻度至还原红细胞层表层,读出相对应的数值;或用刻度尺分别测量红细胞层和全血层长度,计算其比值,即为 HCT。

【参考区间】 成年男性:0.40~0.50;成年女性:0.37~0.48;新生儿:0.47~0.67。

【注意事项】

1. 器材 所用器具清洁干燥,防止溶血。

2. 采血 采血部位同红细胞计数,但穿刺应稍深,使血液能自动流出,取第 2 滴血检验。

3. 抗凝 抗凝剂的量要准确并与血液充分混匀。特别应防止血液稀释、凝固。

4. 封口 为防破坏红细胞,毛细管的密封不能采用烧熔的方法。

5. 离心 离心速度直接影响 HCT。相对离心力 RCF(g)以 10 000~15 000 为宜,当读出的 HCT >0.5 时,应再离心 5 分钟。放置毛细管的沟槽平坦,胶垫富有弹性,防止离心时血液漏出;一旦发生漏血,应清洁离心盘后重新测定。

6. 读数

（1）离心后血液分为 5 层,自上而下分别为血浆层、血小板层、白细胞层和有核红细胞层、还原红细胞层(紫黑红色)、氧合红细胞层(鲜红色)。读数以还原红细胞层表面为准。

（2）红细胞异常时(如小红细胞、大红细胞、椭圆形红细胞或镰形红细胞)因变形性减低使血浆残留量增加,结果假性增高;而体外溶血和自身凝集会使结果假性降低。

（3）由于本法采用高速离心,红细胞间残存的血浆量较少,因而结果较温氏法低(平均低 0.01~0.02)。

（4）同一标本的两次测量结果之差不可大于 0.015。

二、温 氏 法

【目的】 掌握血细胞比容温氏测定法的原理及操作。

【原理】 同微量法。微量法用高速离心,温氏法则用常量、中速离心。

【材料】

1. 器材

（1）温氏管:平底厚壁玻璃管,长 110mm,内径 3mm(内径不均匀性误差 <0.05mm),管上刻有 0~100mm 刻度,分度值为 1mm,其读数一侧由下而上,供测血细胞比容用,另一侧由上而下,供红细胞沉降率测定用(图 2-4)。

（2）细长毛细滴管(见图 2-4)、乳胶吸头。

（3）水平式离心机:RCF 应在 2264g 以上。

2. 标本 EDTA 或肝素抗凝新鲜全血。

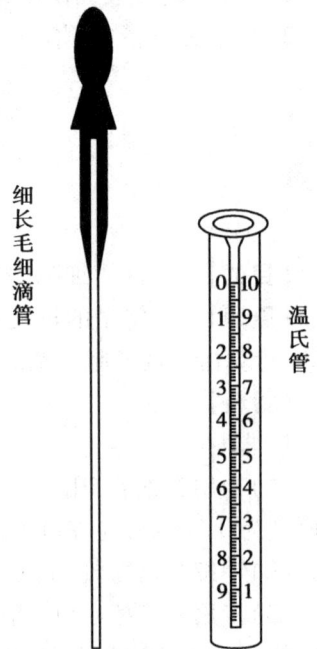

图 2-4 温氏管和细长毛细滴管

【操作】

1. 加标本　用细长的毛细滴管吸取混匀的抗凝血,插入温氏管底部,然后将血液缓慢注入至刻度"10"处,并用小橡皮塞塞紧管口。

2. 离心　将加好标本的温氏管置于离心机,以相对离心力 RCF 为 2264g 离心 30 分钟,读取压实红细胞层柱高的毫米数,然后再以同样速度离心 10 分钟,至红细胞层高度不再下降为止。

3. 读数　以还原红细胞层表面为准,读取红细胞层柱高的毫米数,乘以 0.01,即为 HCT 值。

【参考区间】　同微量法。

【注意事项】

1. 抗凝剂用量　将 3.5mg 的 EDTA-K_2 或 0.2mg 的肝素钠装于小试管内烘干,可抗凝 2ml 血液。应严格控制加入量,抗凝剂用量过大可使红细胞皱缩。

2. 采血　以空腹采血为好,采血应顺利。因静脉压迫时间过长(超过 2 分钟)会引起血液淤积与浓缩,所以当针刺入血管后应立即除去止血带再抽血,以防 HCT 增加。

3. 加标本　抗凝血在注入温氏管前应反复轻微振荡,使 Hb 与氧充分接触,注入温氏管时要避免产生气泡。

4. 离心　离心条件要确保,因红细胞的压缩程度受相对离心力大小和离心时间的影响较大。要求 RCF(g)为 2264,离心 30 分钟。相对离心力(RCF)(g) = $1.118 \times 10^{-5} \times$ 有效离心半径(cm)×每分钟转速^2。有效离心半径是指从离心机的轴心至红细胞层中点的距离(cm)。即若有效离心半径为 22.5cm,应以 3000rpm 的速度离心。如有效离心半径不足或转速不足均可使相对离心力降低,必须适当延长离心时间或提高离心速度加以纠正。本法离心力不足以完全排除红细胞之间的残留血浆(残留 2%～3%),且用血量大,已逐渐被微量法取代。

5. 报告结果　上层血浆如有黄疸及溶血现象(排除种种因素)应予注明,供临床医师参考。

【讨论】

1. 影响血细胞比容的因素有哪些? 如何进行质量控制?

2. 对微量法和温氏法血细胞比容测定进行方法学评价。

3. 相对离心力和离心机转速之间如何换算?

实验十　红细胞沉降率测定

一、魏　氏　法

【目的】　掌握用魏氏法测定红细胞沉降率(ESR)的原理及操作步骤。

【原理】　将一定量的枸橼酸钠抗凝全血置于特制血沉管中,直立于血沉架上。由于红细胞比重大于血浆,在离体抗凝血中能克服血浆阻力而下沉。1 小时后读取上层血浆高度的毫米数值,即为红细胞沉降率。

【材料】

1. 器材

(1)Westergren 血沉管:为全长(300±1.5)mm,两端相通,表面有规范的 200mm 刻度的无色、平头、正圆柱形玻璃或塑料制品,管内径 2.55mm,管内均匀误差小于 5%,横轴与竖轴差 <0.1mm,外径(5.5±0.5)mm,管壁刻度 200mm,误差 ±0.35mm,最小分度值 1mm,误差为 <0.2mm。

(2)血沉架、0.5ml 吸管、吸耳球、试管、试管架。

2. 试剂 0.109mol/L 枸橼酸钠溶液:枸橼酸钠($Na_3C_6H_5O_7 \cdot 2H_2O$)32.0g,溶于 1000ml 蒸馏水中。

3. 标本 枸橼酸钠抗凝静脉血。

【操作】 使用枸橼酸钠抗凝的真空采血管采集全血标本时,操作 1、2 可省略。

1. 加抗凝剂 取浓度为 0.109mol/L 的枸橼酸钠溶液 0.4ml 加入试管中。

2. 采血 采静脉血 1.6ml,加入含抗凝剂的试管中,混匀。

3. 吸血 混匀全血吸入血沉管内至刻度"0"处,拭去管外余血。

4. 立血沉管 将血沉管直立于血沉架上。

5. 读数 1 小时末准确读取红细胞下沉后露出的血浆段高度(××mm/h),即为红细胞沉降率。

6. 操作示意(图 2-5)。

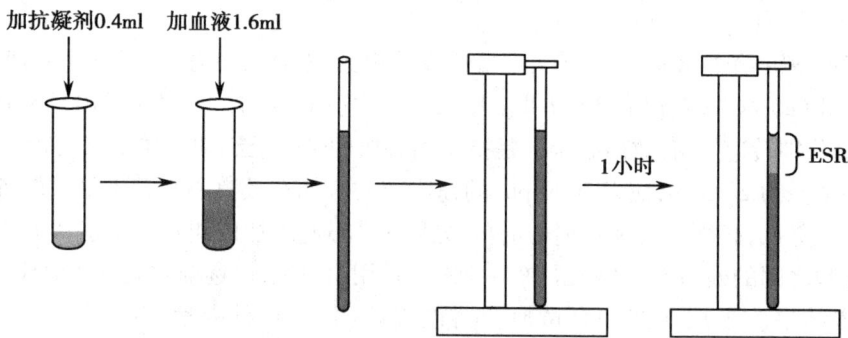

图 2-5 血沉测定操作示意图

【参考区间】 魏氏法:男性 0~15mm/h,女性 0~20mm/h。

【注意事项】

1. 器材 魏氏血沉管应符合 ICSH 标定规格,血沉管、注射器、试管均应保持清洁干燥,以免溶血。血沉架要平稳。

2. 抗凝剂

(1)使用分析纯(AR)枸橼酸钠($Na_3C_6H_5O_7 \cdot 2H_2O$)抗凝剂,配制时浓度应准确,配成后液体不混浊、无沉淀,4℃保存可用 1 周。

(2)抗凝剂多,血沉加快;反之,血沉减慢。故应严格控制采血量,使抗凝剂与血液比例为 1:4。

3. 标本

(1)抽血应在 30 秒内完成,不得混入消毒剂,不能有溶血、气泡,避免形成凝块。

(2)要求在采血后 3 小时内完成实验。如置于 4℃冷藏,可延至 6 小时内测定完毕,但测定时应将血液标本恢复至 18~25℃。

(3)影响血沉的因素有血浆因素和红细胞因素等,血浆因素包括血浆蛋白的成分与比例、血浆中脂类成分与比例;红细胞因素包括红细胞数量、大小、厚度和形态等。

4. 吸血　避免产生气泡。

5. 立血沉管

(1)血沉管应严格垂直放置(90±1)°,防止血液外漏或形成气溶胶影响测定结果。如果血沉管倾斜,红细胞将沿一侧管壁下沉,血浆则沿另一侧管壁上升,因此红细胞下降时受到的阻力减少,沉降速度可大大加快(血沉管倾斜3°时,沉降率可增加30%)。

(2)血沉架应放置平稳,不移动,不摇动,不振动,避免阳光直射。

6. 读数

(1)测定温度:测定室温要求为18~25℃,且稳定在±1℃。室温过高时,血沉加快,应查血沉温度校正表进行温度校正后报告结果。例:某受血者在室温31℃时,测得血沉为41mm/h,经查表(图2-6)校正后其血沉值应为26mm/h。室温过低时血沉减慢,无法校正。

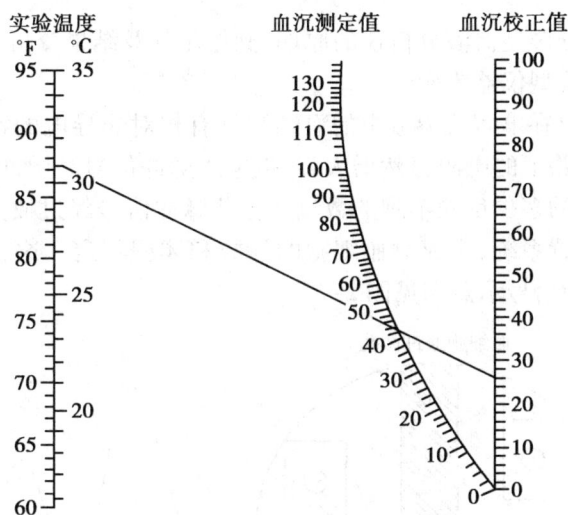

图2-6　血沉温度校正表

(2)测定时间:严格控制在(60±1)分钟。红细胞沉降率在1小时沉降过程中并不是均衡等速度的沉降,因此绝不能只观察30分钟沉降率,将结果乘以2作为1小时血沉结果。

二、自动血沉仪法

【目的】　了解红细胞沉降率的自动血沉仪测定法。

【原理】　采用红外线探测技术或其他光电技术定时扫描红细胞与血浆界面位置,数据结果经计算机处理后得出,可记录血沉全过程。

【材料】

1. 器材

(1)动态血沉测定仪:均用红外线扫描检测。根据型号不同,可有5~100管同时检测。有的还有恒温装置。本法操作简便,可动态观察结果,便于对血沉状态进行分析。

(2)试管:应使用与仪器匹配的试管或一次性专用管。

2. 试剂　0.109mol/L枸橼酸钠溶液,或EDTA钾盐或钠盐。

3. 标本　同魏氏法。

【操作】　按仪器操作规程操作。

【参考区间】 同魏氏法。

【讨论】

1. 影响血沉测定的因素有哪些?在实验中如何进行控制?
2. 测定血沉时,如温度过高或过低,应如何报告结果?
3. 血沉测定的临床意义有哪些?

(吴晓蔓)

实验十一 血液分析仪的使用及结果分析

一、三分群型血液分析仪的使用及结果分析

【目的】 掌握三分群型血液分析仪的原理、操作步骤及结果分析。

【原理】 以电阻抗型仪器为例。

1. 细胞计数 悬浮在电解质溶液中的血细胞具有相对非导电的特性,当血细胞通过计数小孔时,引起恒流电路上的电阻突然增大,产生电压脉冲信号。脉冲信号的强弱反映细胞体积的大小,脉冲信号的多少反映细胞的数量。这些脉冲信号经过放大、甄别、整形、阈值调节、计数及自动补偿装置系统,完成对血细胞的计数和体积测定。这就是电阻抗原理,即库尔特原理。血细胞脉冲信号示意图见图 2-7。

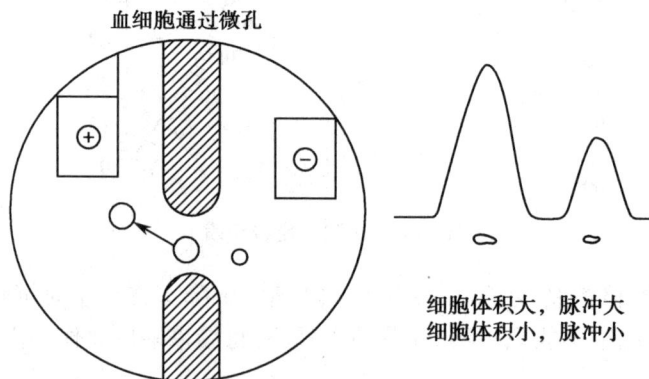

图 2-7 血细胞脉冲信号示意图

2. 血红蛋白(Hb)测定 当稀释血液加入溶血剂后,红细胞溶解并释放出 Hb,Hb 与溶血剂中的某些成分结合形成血红蛋白衍生物,在特定的波长(一般在 530 ~ 550nm)下进行比色,吸光度的变化与稀释液中 Hb 含量成正比,仪器通过计算得出标本的 Hb 浓度。其中十二烷基硫酸钠- Hb(SDS- Hb)法测定 Hb,试剂无毒性,且 SDS- Hb 与 HiCN 吸收光谱相似,能满足实验的精确性、准确性要求。

3. 白细胞分群 标本中加入特定的溶血剂,使红细胞溶血,同时使白细胞膜表面产生小孔,细胞失水而皱缩,皱缩后的细胞大小是细胞核与胞质中颗粒成分及细胞膜的总和,并使各种类型的白细胞之间的体积差异增大,便于各种白细胞的分群。血液分析仪根据改造后细胞体积的大小,将范围为 35 ~ 450fl 的白细胞分成大、中、小三个群体(表2-4),并显示其白细胞直方图(图2-8)。根据各群面积占总体面积的比例,计算出白细胞各亚群的百分率和绝对值。

表2-4 电阻抗型血液分析仪的白细胞三分群特性

细胞群（区）	体积（fl）	主要细胞	脱水后特点
小细胞群（区）	35～90	淋巴细胞	单个核细胞,核小,无颗粒或偶有颗粒,细胞小
中等大小细胞群（区）	90～160	单核细胞、嗜酸性粒细胞、嗜碱性粒细胞、幼稚细胞	单个核细胞或核分叶少,颗粒细小、稀疏,细胞中等大小
大细胞群（区）	>160	中性粒细胞	核分叶多,颗粒多,细胞大

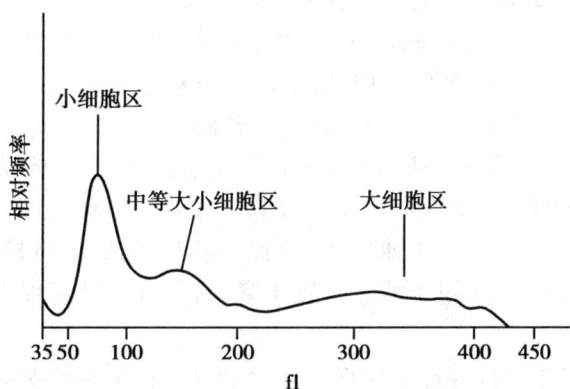

图2-8 三分群型血液分析仪白细胞直方图

【材料】

1. 器材 三分群型血液分析仪、静脉采血器材等。

2. 试剂

（1）仪器配套的稀释液、溶血剂、清洗液等。

（2）全血质控物。

3. 标本 EDTA抗凝新鲜全血。

【操作】

1. 标本采集 静脉采血,用EDTA-K_2抗凝,抗凝剂终浓度为1.5～2.2mg/ml血。将血液与抗凝剂充分混匀后置于室温待检测,同时制备血涂片1张备用。静脉采血困难者如婴幼儿可采集毛细血管血,加入微量抗凝管内立即混匀,防止血液凝固。

2. 仪器准备 开机前检查电源连接、废液瓶等装置连接、试剂等,启动UPS电源开关,再启动血细胞分析仪开关,仪器完成自检程序,仪器自检通过时,空白计数应该达到仪器的要求。

3. 质控物检测 配套质控物从冰箱取出后放置室温平衡15～30分钟,轻轻充分混匀后在血细胞分析仪上检测。其结果在控,才能检测标本。如结果失控应及时查找失控原因并纠正后,才能继续检测标本,并填写失控报告。将质控结果保存于质控文件内,绘制出质控图。临床上应有每月质控总结。

4. 标本检测 严格按照仪器标准操作程序（SOP）进行标本检测。

5. 结果报告

（1）参数:①白细胞参数包括WBC总数、大、中、小三群细胞的百分比和绝对值。②红细胞参数包括红细胞、血红蛋白的各类定量参数。③血小板参数包括数量、体积等。

（2）直方图：RBC、WBC 和 PLT 直方图。

（3）报警：如果标本有异常，包括数量、分类以及仪器故障，仪器出现相应符号或"flag"提示，参阅每台仪器的说明书。

（4）报告：根据各项参数的检测结果、细胞直方图、报警提示信息与临床诊断等，综合分析是否可以直接发出检验报告，或必须经过显微镜计数和涂片复查后才能发出。

6. 关机 标本检测结束后，进行仪器清洁保养，并按照正常关机程序关机。

【注意事项】

1. 仪器的检测环境要求 血液分析仪属于精密设备，仪器应有良好的接地装置、稳压装置，防电磁，防尘，室内温度应保持在 18～25℃，相对湿度应该小于 80%。

2. 试剂要求 应该使用在有效期内的配套试剂；对于非配套试剂或自配试剂，使用前必须进行比对试验，比对试验结果具有可比性时，才能使用。

3. 标本要求 采血应该顺利，使用 EDTA 盐抗凝剂抗凝，充分抗凝以保证血液标本无小凝块。特殊标本处理：EDTA 依赖性假性血小板减少症的标本可选用枸橼酸盐抗凝剂抗凝；有冷凝集现象的标本，可放置于 37℃ 水浴 30 分钟，立即混匀后上机检测。标本应于 4 小时内在血液分析仪上测试完毕，其间血液标本置于室温，不宜在冰箱保存，因为低温会使血小板计数值降低。

4. 检测要求 严格按照仪器标准操作程序（SOP）进行标本检测，尤其应该确保标本无小凝块、纤维蛋白丝，并对标本编号及充分混匀（人工混匀方法为颠倒 180° 露底轻轻混匀 5～8 次）后，才能上机检测。

5. 质量控制要求 开展室内质控，定期参加室间质评或实验室间能力比对试验。室内质控频度至少每天一次，标本量大的实验室可依一定标本量增加质控次数。否则，一旦血液分析仪出现问题将可能造成整批标本结果错误。

6. 结果报告要求 建立规范化的危急值报告制度，实验室根据临床情况对"白细胞、血小板和血红蛋白"三个危急值项目设立危急界限。当实验结果达到危急界限时，在确保仪器正常、质控在控、标本合格等前提下，立即向临床报告并做好记录。

7. 重视实验室生物安全与环境安全 将所有标本都视为传染源，对"高危"标本（如 HIV 阳性标本）要注明标识，做好自身安全防护工作；按要求处理检测后的血液标本和废弃物；定期处理废液，防止废液溢出废液瓶外，如果溶血剂中含有氰化物，废液必须使用次氯酸处理后，才能排放。

8. 结果分析

（1）白细胞结果：①白细胞直方图：仅能作为"正常"和"异常"标本的初筛和提示，并无诊断意义（图 2-9）。分析白细胞直方图还有助于判断 WBC 计数是否受到其他因素的干扰和影响，如红细胞破坏不完全、血小板聚集成团等，此时会造成 WBC 值假性偏高（图 2-10）。②根据仪器原理，白细胞三分群仅是粗略分类，识别的是"改造"以后的细胞，不能和外周血真实白细胞相吻合，因此三分群型血液分析仪的白细胞分群结果不能等同于白细胞分类，白细胞分类须进行人工镜检，同时注意观察细胞形态变化。

（2）红细胞结果：红细胞检测结果有助于分析红细胞性质、状态和红细胞疾病的诊断。①MCV 和 RDW：两个参数相结合作为贫血的分类依据，可将贫血分为 6 种类型（表 2-5）。②红细胞直方图：有助于贫血的诊断（如缺铁性贫血、巨幼细胞贫血和铁粒幼细胞性贫血）及

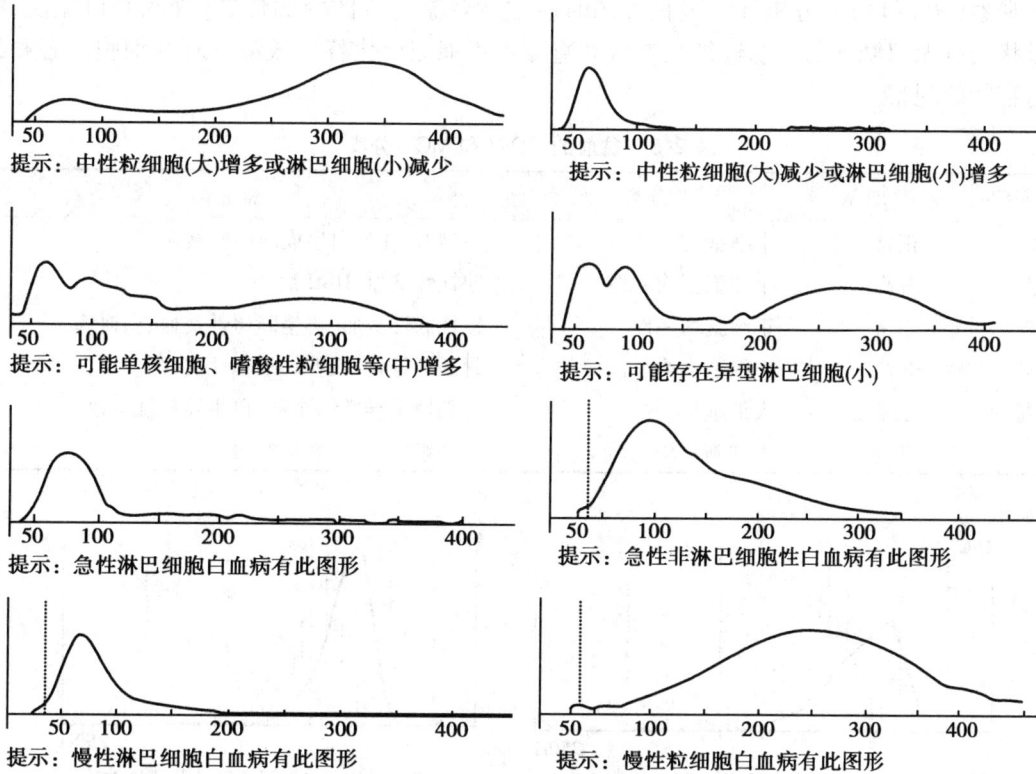

提示：中性粒细胞(大)增多或淋巴细胞(小)减少

提示：中性粒细胞(大)减少或淋巴细胞(小)增多

提示：可能单核细胞、嗜酸性粒细胞等(中)增多

提示：可能存在异型淋巴细胞(小)

提示：急性淋巴细胞白血病有此图形

提示：急性非淋巴细胞性白血病有此图形

提示：慢性淋巴细胞白血病有此图形

提示：慢性粒细胞白血病有此图形

图2-9　白细胞直方图的提示作用

大：大细胞群；中：中等大小细胞群；小：小细胞群

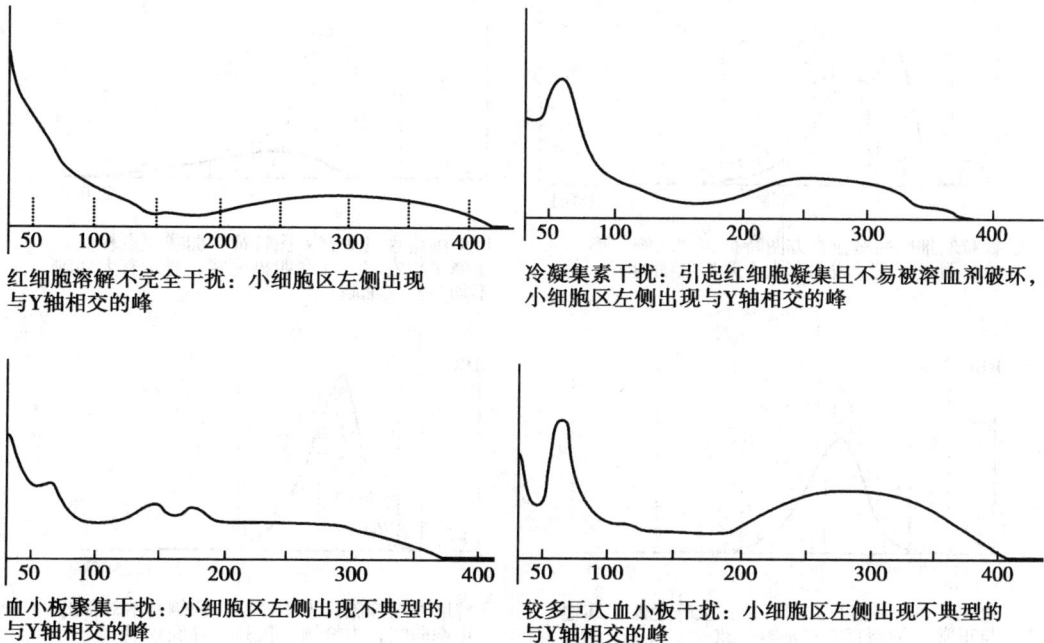

红细胞溶解不完全干扰：小细胞区左侧出现
与Y轴相交的峰

冷凝集素干扰：引起红细胞凝集且不易被溶血剂破坏，
小细胞区左侧出现与Y轴相交的峰

血小板聚集干扰：小细胞区左侧出现不典型的
与Y轴相交的峰

较多巨大血小板干扰：小细胞区左侧出现不典型的
与Y轴相交的峰

图2-10　干扰因素致白细胞直方图改变

疗效观察(图2-11)。分析红细胞直方图时应注意观察直方图峰的位置、峰底开口宽度、峰顶形状及有无双峰现象。③红细胞参数和直方图不能完全代替显微镜下对红细胞形态和细胞内容物的观察。

表2-5　贫血的 RDW 和 MCV 分类

MCV	RDW	分类	意义
减低	正常	小细胞均一性	轻型 β-珠蛋白生成障碍性贫血
减低	升高	小细胞不均一性	缺铁性贫血、HbH 病
正常	正常	正细胞均一性	慢性病性贫血、再生障碍性贫血、白血病
正常	升高	正细胞不均一性	骨髓纤维化、铁粒幼细胞性贫血
升高	正常	大细胞均一性	骨髓增生异常综合征、再生障碍性贫血
升高	升高	大细胞不均一性	巨幼细胞贫血、恶性贫血

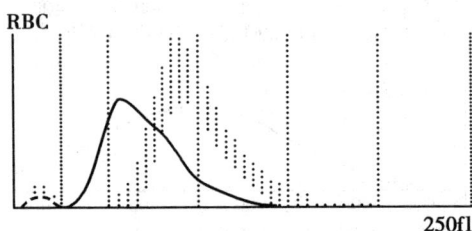

缺铁性贫血直方图特征：主峰左移，峰底变宽，显示有小细胞不均一性红细胞

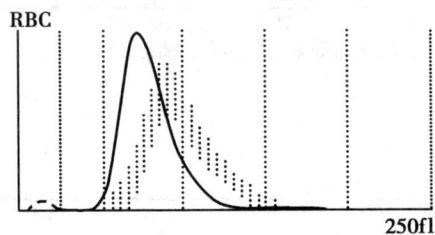

轻型地中海贫血直方图特征：曲线峰左移，峰底较窄，显示有小细胞均一性红细胞

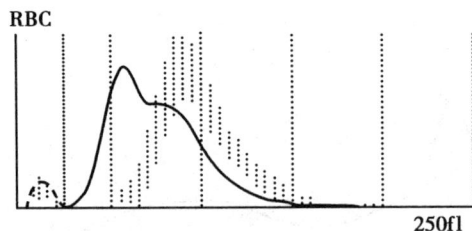

铁粒幼细胞性贫血直方图特征："双峰"形，峰底明显变宽，说明有大小两群红细胞

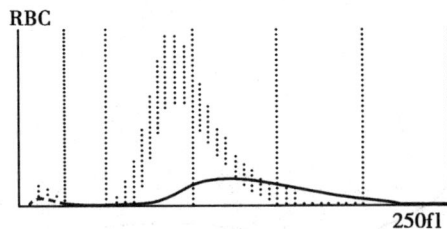

巨幼细胞性贫血直方图特征：曲线顶点较低、主峰平坦右移，峰底明显变宽，显示有大细胞不均一性红细胞

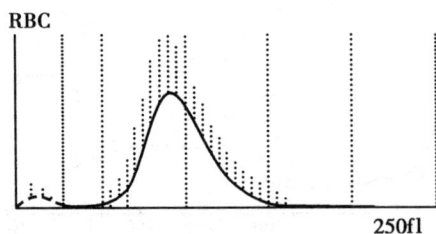

急性失血性贫血直方图特征：主峰变低，其他与正常红细胞直方图基本一致

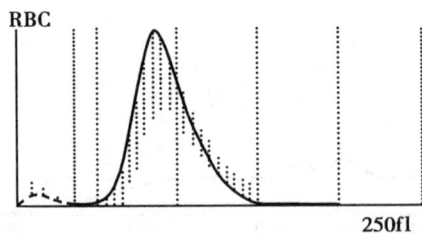

健康人红细胞直方图特征：两侧基本对称的正态曲线，主峰顶点较高，峰底较窄

图2-11　各类红细胞直方图

(图中虚线为正常拟合曲线)

（3）血小板结果：血小板参数对判断血小板成熟度、骨髓产生血小板能力和血小板相关疾病的诊断有一定帮助。①MPV：其参考区间随血小板数目不同而有规律地变化，原则上呈负相关趋势，即血小板数越低，MPV参考区间的数值越大。由于MPV参考区间不固定，PCT的参考区间也不固定，这些参考区间的确定需结合PLT数目多少考虑。MPV与PDW联合检测的临床意义见表2-6。②血小板直方图：有助于PLT计数的质量控制，如血小板聚集、小红细胞或细胞碎片干扰等（图2-12）。对于异常血小板直方图的标本，一定要显微镜镜检，分析原因。因抗凝不当引起的血小板聚集，要重取标本测定。

表2-6　MPV与PDW检测的临床意义

PDW	MPV	临床意义
增高	正常	原发性血小板增多症、反应性血小板增多症
减低	减低	巨幼细胞贫血
增高	增高	粒细胞白血病、原发性免疫性血小板减少症
减低	增高	再生障碍性贫血

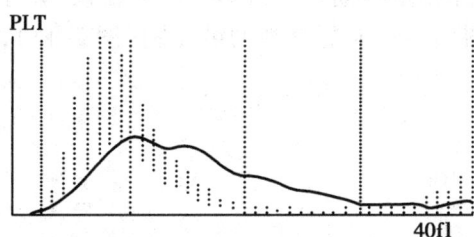

大血小板增多直方图特征：
曲线峰顶点右移，曲线右侧底部抬高

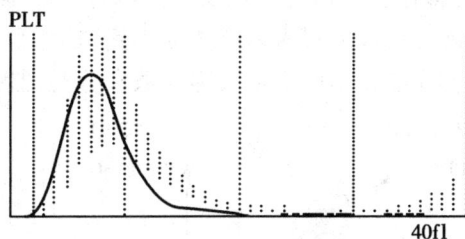

小血小板增多直方图特征：曲线峰顶点左移

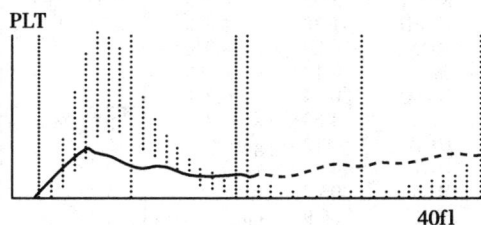

血小板有大量聚集直方图特征：曲线峰顶点右移、变得低而平，PLT计数会假性减低

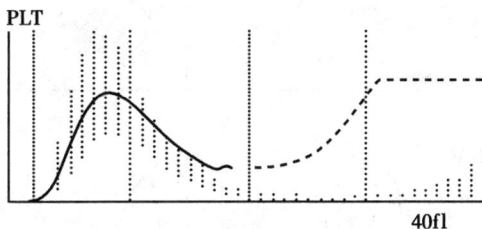

小红细胞干扰血小板计数的直方图特征：曲线峰的右侧以较大斜率抬起，PLT计数会假性升高

图2-12　各类血小板直方图
（图中虚线为正常拟合曲线）

二、五分类型血液分析仪的使用及结果分析

【目的】　掌握五分类型血液分析仪的原理、操作步骤及结果分析。

【原理】

1. 细胞计数及体积测定　同三分群型血液分析仪。

2. 血红蛋白测定　同三分群型血液分析仪。

3. 白细胞五分类计数　不同型号的仪器所采用的技术也不尽相同，如多角度激光散射法、容量电导光散射（VCS）分类法、阻抗和射频法、多角度偏振光散射分类法（MAPSS）、光散射与细胞化学联合分类法等。

4. 网织红细胞计数与分类 荧光染料(如吖啶橙、哌若宁-Y、噻唑橙、碱性槐黄 O)能与网织红细胞内 RNA 结合,单个细胞流通过特定波长的检测激光束时发出荧光,根据发出荧光细胞的数量可精确测定网织红细胞占成熟红细胞的百分率(RET%)。用激发的荧光强度(反映细胞内 RNA 的含量)和前向散射光强度(反映细胞大小)分别作为 x 轴和 y 轴两个变量描记二维坐标散点图,由此坐标区分出标本中 PLT、RBC 和 RET 的区域。根据荧光强度可将网织红细胞分成低荧光强度网织红细胞(LFR)、中荧光强度网织红细胞(MFR)和高荧光强度网织红细胞(HFR)三类。

【材料】

1. 器材 全自动五分类型血液分析仪、静脉采血器材等。

2. 试剂

(1)仪器配套的稀释液、溶血剂、清洗液、染液等。

(2)全血质控物。

3. 标本 EDTA-K$_2$ 抗凝新鲜全血。

【操作】 开机准备、质控品测定、标本测定的操作基本同三分群型血液分析仪,五分类型血液分析仪的报告内容更加丰富,白细胞分类图形显示为更直观的散点图(图 2-13),有些仪器还能显示网织红细胞参数和分类图形。

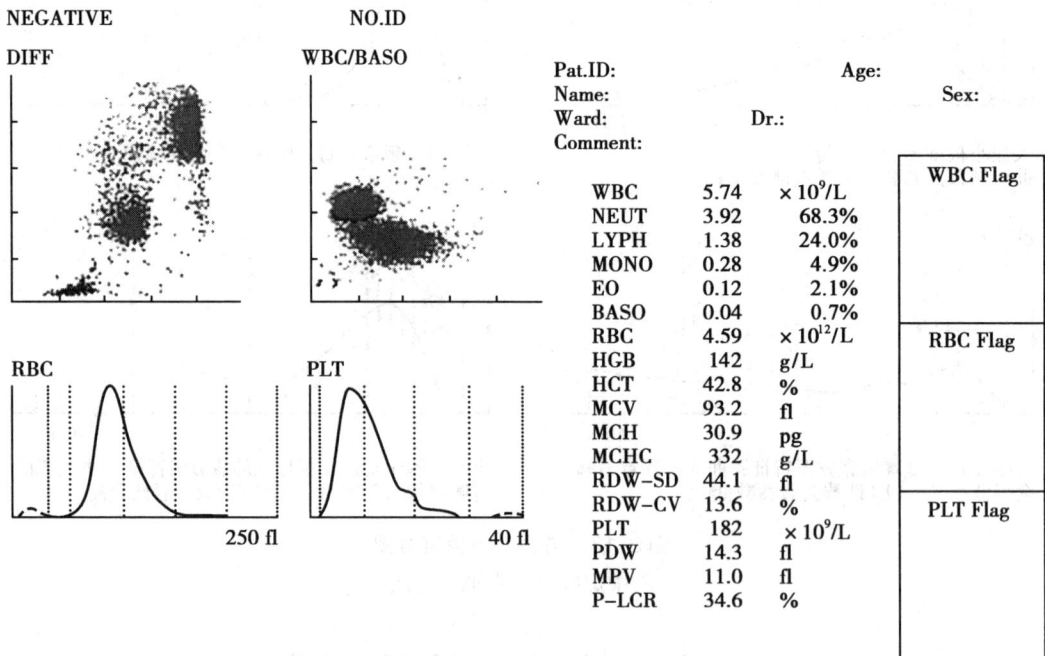

图 2-13 五分类型血液分析仪内载打印报告单

【注意事项】

1. 结果分析

(1)白细胞:①五分类型血液分析仪的检测结果也只能当作一种过筛手段,不能取代手工显微镜下分类。应根据 Berend Houwen 等血液检验专家提出的显微镜复检的 41 条建议性标准,结合自身情况修订并执行。②白细胞分类散点图:不同型号血液分析仪所采用的原理、试剂、测试细胞的组合方式均不一致,所绘出的散点图也有差别(图 2-14),与直方图相比,散点图更为明确地提示某类细胞的比例变化或有无异常细胞出现,进而在显微镜检查中投入较多精力注意这些变化,或在体检人群中筛选是否需要进一步做血涂片检查。

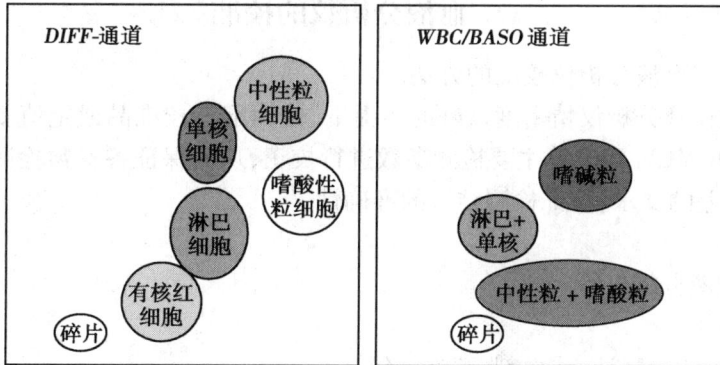

图 2-14　多角度激光散射法白细胞分类散点图

(2)红细胞:①直方图同三分群型仪器。②网织红细胞:血细胞分析仪根据荧光强度,更加细致地将网织红细胞分为 LFR、MFR、HFR 三部分,越早期的网织红细胞显示荧光越强,完全成熟红细胞没有荧光(图 2-15)。

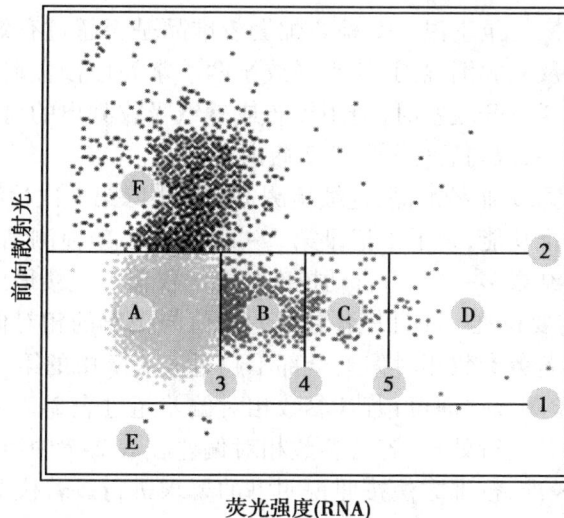

图 2-15　网织红细胞分类散点图
A. 成熟红细胞区(RBC);B. 低荧光强度网织红细胞区(LFR);
C. 中荧光强度网织红细胞区(MFR);D. 高荧光强度网织红细胞区(HFR);
E. 血小板区(PLT);F. 偶然事件区

(3)血小板:直方图同三分群型仪器。
2. 其他注意事项同三分群型血液分析仪。
【讨论】
1. 三分群、五分类型血液分析仪的白细胞分类异同点有哪些?
2. 血液分析仪的结果分析要点有哪些?

实验十二 血液分析仪校准、性能评价和比对

一、血液分析仪的校准

【目的】 掌握血液分析仪校准的方法。

【原理】 在血液分析仪精密度良好的前提下,使用配套校准品或定值新鲜全血对仪器的 WBC、RBC、Hb、MCV、PLT 等主要检测参数进行校正,从而保证各参数检测结果与定值的差异符合允许误差的要求,保证检测结果的准确性。

【材料】

1. 器材 血液分析仪等。

2. 试剂

(1)仪器配套的稀释液、溶血剂、清洗液等。

(2)校准品:血液分析仪同一批号的配套校准品 2 瓶。

【操作】

1. 仪器准备 使用清洗液对仪器内部各通道及测试室处理 30 分钟,并且确认仪器的背景计数、精密度等在仪器说明书规定的允许范围内,才能进行校准。

2. 校准品准备 ①将配套校准品从 2～8℃ 冰箱取出后,在 18～25℃ 室温条件下放置 15～30 分钟,使其温度恢复至室温。②检查配套校准品是否超过有效期,是否有变质或污染。③轻轻地将校准品反复颠倒混匀,并水平放于两手掌间慢慢搓动,充分混匀校准品,不可使用涡旋式振荡器。④打开瓶塞时,使用纱布或软纸吸收溅出的血液。⑤将 2 瓶校准品混合在一起以降低瓶间差,混匀后再分装于 2 瓶内。

3. 校准品检测 ①取 1 瓶校准品,连续检测 11 次,去除第 1 次检测结果,以防止携带污染。②仪器若无自动校准功能,则手工记录第 2～11 次的各项检测结果,计算出均值,均值小数点位数比日常报告结果多一位;有自动校准功能的仪器可直接得出均值。

4. 判别仪器是否需要校准 ①计算各参数的均值与靶值的相对偏差,并与表 2-7 中的判别标准进行比较。②若各参数相对偏差全部不超过表 2-7 中的第一列数值时,仪器可以不需要进行校准,记录检测数据即可;若各参数相对偏差超过表 2-7 中的第二列数值时,需要请维修人员核查原因并进行处理;若各参数相对偏差在表 2-7 中第一列与第二列数值之间时,需要对仪器进行校准,校准方法按照说明书的要求进行。若仪器无自动校准功能,则计算出新校准系数,将新校准系数输入仪器代替原校准系数。

表 2-7 血液分析仪校准的判别标准

参数	相对偏差(%)	
	第一列	第二列
WBC	1.5	10
RBC	1.0	10
Hb	1.0	10
HCT	2.0	10
MCV	1.0	10
PLT	3.0	15
MPV	5.0	20

例如配套校准品在某血液分析仪上进行测定,第 2 ~ 11 次测定数据和计算结果见表2-8。

表2-8　某血液分析仪校准的测定数据和计算结果

测定次数	检测参数					
	WBC ($\times 10^9$/L)	RBC ($\times 10^{12}$/L)	Hb (g/L)	MCV (fl)	PLT ($\times 10^9$/L)	MPV (fl)
2	9.26	4.204	127.5	85.35	209.2	8.87
3	9.37	4.201	127.1	84.89	207.1	8.91
4	9.38	4.198	127.6	85.33	216.3	8.88
5	9.26	4.202	127.1	85.45	218.2	8.87
6	9.30	4.220	127.4	84.97	215.4	8.95
7	9.40	4.206	127.0	85.61	213.8	8.89
8	9.30	4.211	126.9	85.96	213.8	8.94
9	9.34	4.224	126.8	85.30	219.4	8.97
10	9.34	4.223	127.4	85.47	216.6	8.90
11	9.24	4.230	127.1	85.45	210.9	8.93
均值($\bar{x}$)	9.32	4.212	127.2	85.38	214.1	8.91
标准差(S)	0.056	0.011	0.300	0.303	3.96	0.035
变异系数(%)	0.601	0.261	0.236	0.355	1.850	0.393
校准品靶值	8.9	4.17	129	89.3	201	9.7
相对偏差(%)	+4.72	+1.01	-1.40	-4.39	+6.52	-8.14
原校准系数	1.239	1.140	1.228	0.935	1.014	1.013
新校准系数	1.183	1.129	1.245	0.978	0.952	1.103

相对偏差(%) = [(均值 - 校准品靶值) ÷ 校准品靶值] × 100%。新校准系数 = 原校准系数 × (校准品靶值 ÷ 均值)

5. 验证校准结果　将第 2 管未用的校准品充分混匀,在已校准的仪器上重复检测 11 次,去除第 1 次结果,计算第 2 ~ 11 次检测结果的均值、相对偏差等。如各参数的相对偏差全部不超过表2-7中第一列数值,为校准合格,否则应该请维修人员进行仪器检修,然后重新校准。上述某血液分析仪校准的验证结果见表2-9。

表2-9　某血液分析仪校准的验证结果

测定次数	检测参数					
	WBC ($\times 10^9$/L)	RBC ($\times 10^{12}$/L)	Hb (g/L)	MCV (fl)	PLT ($\times 10^9$/L)	MPV (fl)
2	8.96	4.180	128.8	89.30	200.5	9.67
3	8.97	4.182	129.0	89.29	202.4	9.63
4	8.91	4.188	128.7	89.33	202.6	9.78
5	8.91	4.179	128.7	89.35	203.7	9.77

续表

测定次数	检测参数					
	WBC (×10⁹/L)	RBC (×10¹²/L)	Hb (g/L)	MCV (fl)	PLT (×10⁹/L)	MPV (fl)
6	8.89	4.180	128.9	89.27	203.0	9.70
7	8.88	4.169	128.9	89.31	203.2	9.80
8	8.95	4.169	129.1	89.28	200.8	9.78
9	8.99	4.171	129.1	89.30	200.5	9.87
10	9.00	4.172	129.0	89.27	200.5	9.80
11	9.00	4.171	129.0	89.25	200.9	9.73
均值($\bar{x}$)	8.95	4.176	128.9	89.30	201.8	9.75
标准差(s)	0.046	0.007	0.100	0.030	1.29	0.071
变异系数(%)	0.514	0.168	0.078	0.034	0.639	0.728
校准品靶值	8.9	4.17	129	89.3	201	9.7
新偏差(%)	+0.56	+0.14	-0.08	0.00	+0.40	+0.52
原偏差(%)	+4.72	+1.01	-1.40	-4.39	+6.52	-8.14

【注意事项】

1. 校准系数校准的范围最多不能超过以下界限: WBC ± 5.0%、RBC ± 2.0%、Hb ± 2.0%、MCV ± 2.25%、PLT ± 9.0%、MPV ± 2.0%,如果计算求得的新校准系数过大或过小可能是仪器某些部件存在故障,应该查清原因,并重新校准。

2. 血液分析仪进行校准后,必须开展室内质控以监测仪器的检测结果是否发生漂移。

3. 为了保证检测结果的准确性,在以下几种情况下需要对仪器进行校准:①血液分析仪在投入使用前。②更换部件进行维修后。③可能对检测结果的准确性有影响时。④排除仪器故障和试剂的影响因素后,其室内质控显示仪器的检测结果有漂移时。另外,对于开展日常检测的仪器,应该定期校准(如半年校准 1 次)。

4. 对于无配套校准品的血液分析仪,必须使用定值新鲜血作为校准品;并且对新鲜血的定值及仪器的校准要求在 8 小时内(温度条件为 18～25℃)完成;其校准步骤与使用配套校准品的校准步骤相同。

二、血液分析仪的性能评价

【目的】 熟悉血液分析仪的性能评价指标及其评价方法。

【原理】 使用国际血液学标准化委员会(ICSH)推荐的方法对血液分析仪进行稀释效应、精密度、携带污染、可比性、准确性、标本老化、抗干扰性和白细胞分类计数等指标的测试与评估,以保证其检测结果的准确性。

【材料】

1. 器材 血液分析仪等。

2. 试剂 仪器配套的稀释液、溶血剂、清洗液等。

3. 标本 EDTA-K₂ 抗凝新鲜全血。

【评价】

1. 稀释效应 稀释效应是评价血液分析仪的测定值与稀释倍数是否呈线性关系,借此试验可求出仪器的最佳线性范围。测定值与稀释倍数之间的线性范围应该包括正常及常见的病理范围。血液分析仪说明书对仪器的线性范围作了详细的说明,越高档的仪器其线性范围越宽。评价方法:取一份高值血细胞的 EDTA- K_2 抗凝新鲜全血,3000rpm 离心 30 分钟除去部分血浆,使 WBC、RBC、Hb、HCT 和 PLT 达到一个较高值(例如它们分别是 $88.0 \times 10^9/L$、$7.8 \times 10^{12}/L$、250g/L、0.66 和 $1000 \times 10^9/L$)。以此标本为100%,再用同源乏血小板血浆或稀释液将该标本按 90%、80%、70%、60%、50%、40%、30%、20%、10% 和 0% 进行稀释,然后从低浓度到高浓度顺序测定不同稀释度的标本,每份标本重复测定 2 次或 3 次取均值为实测值,并与经计算所得各稀释度的理论值相比较,观察覆盖浓度范围的结果是否一致(相对偏差不超过仪器规定的允许偏差,即可认为结果一致)。例如 WBC $88.0 \times 10^9/L$ 为血液浓度100%标本的稀释效应测定结果(表2-10),最后通过统计学方法统计 WBC 各稀释度的实测值与理论值之间的相关性,得到其相关系数与回归方程($r^2 = 0.9999$,$y = 1.011x + 0.133$),见图2-16。

表2-10 某血液分析仪白细胞计数稀释效应的测定结果

浓度 (%)	第1次结果 ($\times 10^9$/L)	第2次结果 ($\times 10^9$/L)	实测值 ($\times 10^9$/L)	理论值 ($\times 10^9$/L)	绝对偏差 ($\times 10^9$/L)	相对偏差 (%)	允许偏差 (%)
100	88.46	88.54	88.50	88.00	0.500	0.568	±5
90	80.02	80.20	80.11	79.20	0.911	1.150	±5
80	70.59	71.26	70.93	70.40	0.527	0.749	±5
70	63.27	62.92	63.09	61.60	1.493	2.424	±5
60	53.21	54.79	54.00	52.80	1.199	2.271	±5
50	45.19	44.63	44.91	44.00	0.910	2.068	±5
40	35.76	36.33	36.05	35.20	0.846	2.403	±5
30	26.18	27.56	26.87	26.40	0.472	1.788	±5
20	17.56	18.03	17.79	17.60	0.193	1.097	±5
10	8.29	8.78	8.53	8.80	−0.266	−3.023	±5
0	0.00	0.00	0.00	0.00	0.000	0.000	±5

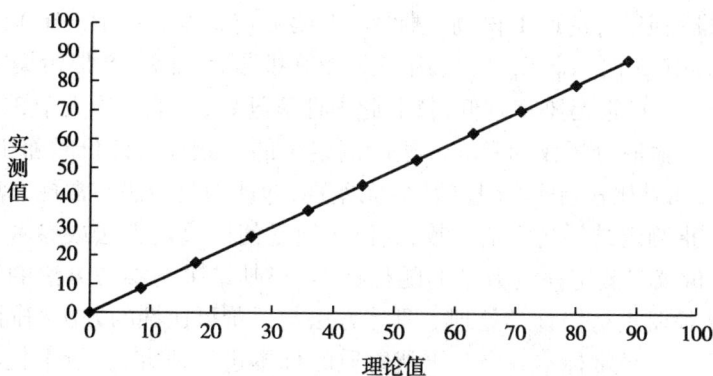

图2-16 某血液分析仪白细胞计数稀释效应

2. 精密度 分批内精密度、批间精密度。理论上,批内与批间精密度研究范围应该覆盖整个病理范围,因此,应该选择低、中、高值不同浓度的标本。评价方法:选择低、中、高值标本各 10 份,按照常规方法测定,每份标本重复 3 次,将标本放置室温 2 小时后,重复上述测定。将所得结果进行统计学处理,即可得到低、中、高值不同浓度下的批内与批间重复试验 CV%。

批内和批间精密度评价使用双因素方差分析,计算公式如下:

$$重复试验 SSQ = \sum (各测定值)^2 - \frac{\sum (小计)^2}{n}$$

$$批间 SSQ = \frac{\sum (纵列之和)^2}{u \times n} - \frac{(全部总和)^2}{u \times v \times n}$$

$$批间试验 MSQ = \frac{批间 SSQ}{v - 1}$$

$$批内重复试验 CV\% = \frac{\sqrt{重复试验 MSQ}}{均值} \times 100\%$$

$$批间重复试验 CV\% = \frac{\sqrt{\dfrac{批间 MSQ + (u \times n - 1) \times 重复试验 MSQ}{u \times n}}}{均值} \times 100\%$$

式中,u:标本数,v:批数,n:重复次数,SSQ:平方和,MSQ:均数平方,CV:变异系数。

3. 总重复性(总精密度) 用以评价血液分析仪总精密度的优劣,它包含随机误差和携带污染双重变异因素,受批内精密度、仪器校准、仪器漂移和携带污染等影响。评价方法:选择 20 份包括正常范围标本和整个病理范围内的低、高值标本(正常、异常标本各 10 份),随机排列进行测定,该批标本室温放置 2 小时、4 小时后再分别重复测定。测定数据根据下列公式计算得出各评价参数的总 CV%。

总重复性(总精密度)评价使用单因素方差分析,计算公式如下:

$$重复试验 SSQ = \sum (各测定值)^2 - \frac{\sum (小计)^2}{n}$$

$$重复试验 CV\% = \frac{\sqrt{\dfrac{重复试验 SSQ}{u \times (n - 1)}}}{均值} \times 100\%$$

4. 携带污染 携带污染主要是指高浓度标本对连续检测的低浓度标本所产生的影响。评价方法:待仪器稳定后,选取 1 份高值标本,连续测定 3 次(H_1、H_2、H_3),随后立即选取 1 份低值标本连续测定 3 次(L_1、L_2、L_3),用公式计算携带污染率,携带污染率 = $|L_1 - L_3| / |H_3 - L_3| \times 100\%$。携带污染率越低,仪器此项性能越好,一般不得大于 3%。

5. 可比性 指血液分析仪和常规方法所测结果的一致性。评价时随机选择 20 份以上的高至低值标本,如果比较(配对 t 检验)后无差别,即认为仪器法与常规方法有可比性。

6. 准确性 指测定结果与真值一致,真值必须是使用决定方法或参考方法测定所得到的结果。用待评价仪器测定一定数量的随机标本,将其结果与参考方法的测定结果进行比较,然后用配对 t 检验进行统计学处理。具体方法与评价可比性的方法相同。

7. 抗干扰性 对异常标本或已知干扰物质的标本进行研究,分析干扰物质对仪器检测参数的影响。主要对高胆红素与高血脂的标本进行干扰试验:使用待评价仪器测定含高胆红素(如 $BIL > 150\mu mol/L$)及高血脂(如 $TG > 8mmol/L$)标本,观察其对检测参数(WBC、

RBC、Hb 和 PLT)有无干扰,即统计分析各检测参数之间的差异程度。

8. 标本老化　指静脉标本采集后,观察随时间增加测定结果的变化情况。评价方法：采集 10 份标本,其中 5 份为正常标本,5 份异常标本。标本分别贮存在室温(18~25℃)和 4℃(或增加 30~35℃高温),并在 0、30 分钟、1 小时、2 小时、3 小时、4 小时、5 小时、6 小时、12 小时、24 小时、48 小时和 72 小时共计 12 个时间点进行测试。以百分率或绝对值与时间作图,观察待检测参数的变化。

9. 白细胞分类计数的性能评价　1992 年 NCCLS 发布 NCCLS-H20 文件"白细胞分类计数(百分率)参考方法和仪器方法评价",文件建议使用已知不精密度和偏倚的白细胞分类计数参考方法评价血液分析仪的白细胞分类计数性能(灵敏度和特异性),其分类计数的评价内容,见表 2-11。

表 2-11　白细胞分类计数评价内容

项目	内容
计数方法	每张血涂片应该计数 200 个白细胞,如白细胞减少,应该同时增加血片数量
血片检查限定量	检验人员每天按每张涂片分类计数 200 个细胞计,分类以 15~25 张涂片为宜
考核用血片标本	①标本 1：含分叶核中性粒细胞、杆状核中性粒细胞、正常淋巴细胞、异型淋巴细胞、单核细胞、嗜酸性粒细胞、嗜碱性粒细胞 ②标本 2：含少量有核红细胞 ③标本 3：含少量未成熟白细胞
评价方案	标本制备、比较分类计数不准确度和不精密度、临床灵敏度、统计学方法

【注意事项】

1. 评价稀释效应时,需要制备不同浓度的血细胞悬液。在稀释过程中操作应该十分仔细,所用的刻度吸管应经过严格的校准,稀释用血浆保证无其他细胞成分。

2. 评价精密度时,低、中、高值标本必须分开进行测定,避免携带污染等因素的影响。

3. 评价可比性时,以仪器测定结果为纵坐标,常规方法测定结果为横坐标,在 Excel 上作图并进行统计分析更简便。有时当 2 种方法存在偏差时,相关系数仍可能较好,因此,配对 t 检验比线性回归分析更能显示出血液分析仪和常规方法之间存在的差别。

4. 血液分析仪性能评价指标的结果,例如稀释效应的相对偏差、精密度的 CV% 等,应该在仪器说明书规定的允许范围内。

三、血液分析仪的比对

【目的】　熟悉血液分析仪检测结果的比对试验方法。

【原理】　一台或一台以上血液分析仪为比对仪器与参考方法或参考仪器同时检测多份标本,以参考方法或参考仪器检测的结果为靶值,计算比对仪器分析参数的相对偏差,相对偏差不超过 CLIA'88 规定的总允许误差的 1/2 时,才能保证比对仪器测定结果的准确性与可比性。

【材料】

1. 器材　3 台血液分析仪(其中 1 台为参考仪器,2 台为比对仪器)、静脉采血器材等。

2. 试剂　3 台血液分析仪配套的稀释液、溶血剂、清洗液等。

3. 标本　5 份不同浓度水平的 EDTA-K_2 抗凝新鲜全血(各 3.0ml)。

【操作】

1. 确定标本靶值　参考仪器测定 5 份不同浓度水平的标本,重复测定 3 次,取均值为其靶值。

2. 比对仪器检测标本　甲、乙两台比对仪器分别测定上述 5 份不同浓度水平的标本,重复测定 3 次,取均值为其测定值。

3. 计算相对偏差　相对偏差(%) = [(测定值 − 靶值) ÷ 靶值] × 100%。

例如某实验室甲、乙两台不同型号血液分析仪为比对仪器,其 WBC 检测结果比对试验的测定值及相对偏差,见表 2-12。

表 2-12　某实验室甲、乙两台血液分析仪 WBC 检测结果的比对

标本	靶值 ($\times 10^9$/L)	甲测定值 ($\times 10^9$/L)	乙测定值 ($\times 10^9$/L)	甲相对偏差 (%)	乙相对偏差 (%)
1	13.11	13.33	13.08	1.68	− 0.23
2	7.21	7.15	7.25	− 0.83	0.55
3	5.32	5.30	5.22	− 0.38	− 1.88
4	2.95	2.91	2.90	− 1.36	− 1.69
5	1.61	1.58	1.74	− 1.86	8.07

4. 结果报告　某实验室甲、乙两台血液分析仪(比对仪器)与参考仪器的 WBC 检测结果具有可比性。

【注意事项】

1. 目前尚缺乏国家或行业权威机构颁布的统一标准的血液分析仪比对试验方法。至少应该选择 5 份不同浓度水平的 EDTA-K_2 抗凝新鲜全血进行比对,比对频度为每年至少 1 次。

2. 比对仪器分析参数相对偏差的判断标准为不超过 CLIA′88 规定的总允许误差的1/2,也有以不超过总允许误差的 1/3 为判断标准;CLIA′88 规定的血液检验项目 RBC、HCT、Hb、WBC、PLT 总允许误差分别为 ±6%、±6%、±7%、±15%、±25%。

3. 超过允许误差表明比对仪器检测结果与参考方法或参考仪器之间存在明显偏差,应该利用定值新鲜血作为校准品对比对仪器进行重新校准。

4. 比对试验关键是确定靶值,对于临床实验室,使用参考方法确定标本靶值难度较大,一般可由直接或间接地溯源至国际标准的参考实验室确定,也可由 1 台性能指标良好、室内质控与室间质评优良的仪器为参考仪器进行重复测定 3 次,取均值确定为其靶值。

5. 如果比对仪器某一标本的检测结果相对偏差超过判断标准,可重新测定该标本或以该比对仪器的平均相对偏差进行判断。例如表 2-12 中,乙台比对仪器检测 5 号标本,其 WBC 相对偏差为 8.07%,超过判断标准7.5%,表明该结果存在明显偏差,可重新测定该标本,也可根据该比对仪器检测的 5 份标本的 WBC 平均相对偏差进行判断,其平均相对偏差不超过判断标准,说明乙台比对仪器检测 5 号标本的 WBC 偏差不是仪器因素引起,可能是标本等因素所致。

【讨论】

1. 血液分析仪校准、性能评价和比对的意义。

2. 实验室新购进了一台全自动血液分析仪,需要对仪器进行校准、性能评价和比对,任选一项进行小组讨论,并列出进行此项工作的计划和提纲。

(林发全)

第三章

血型检验

实验一　ABO 血型鉴定

一、盐水介质试管法

【目的】　掌握 ABO 血型盐水介质试管法正、反定型实验操作步骤及结果判断。

【原理】　在室温条件下,用已知 IgM 类 ABO 血型抗体(标准抗体)与待检者红细胞生理盐水悬液反应,根据红细胞是否出现凝集来鉴定待检细胞膜上有无与血型抗体相对应的抗原(正定型);同时用已知血型抗原的红细胞(标准红细胞)鉴定待检者抗体(反定型),正反定型一致可确定待检者血型。反应在试管中进行,通过观察上清液有无溶血、有无凝集及凝集强度来判断结果即为试管法。

【材料】

1. 器材　小试管、试管架、记号笔、尖滴管、刻度吸管、吸耳球、离心机、显微镜。

2. 试剂　抗 A、抗 B 抗体、2%~5% A 型、B 型及 O 型红细胞生理盐水悬液、生理盐水。

3. 标本　EDTA 抗凝全血或 2%~5% 待检红细胞生理盐水悬液及血浆。

【操作】

1. 正定型

(1)标本制备:将抗凝血 1000g 离心 3~5 分钟,取上层血浆于另一试管中备用。加大约 2 倍体积红细胞生理盐水,用尖滴管将红细胞与生理盐水充分混匀,900g 离心 3~5 分钟,弃上清液,重复洗涤 3 次。配制成 2%~5% 红细胞生理盐水悬液。

(2)标记:小试管 2 支,分别标记抗 A、抗 B。

(3)加抗体:分别悬空垂直滴加抗 A、抗 B 抗体各 1 滴于相应标记的试管中。

(4)加待检红细胞生理盐水悬液:分别悬空垂直滴加待检者 2%~5% 红细胞生理盐水悬液 1 滴于各试管中,混匀。

(5)离心:1000g 离心 15 秒。

(6)观察结果:取出试管,先观察上清液有无溶血,再观察有无凝集及凝集强度。

(7)结果判断:①红细胞凝集结果判断见表 3-1。②血型鉴定结果判断见表 3-2。

表 3-1　血型鉴定红细胞凝集程度的判断

判断标准	凝集强度
红细胞凝集成结实大凝块,背景清晰透明,镜检无游离红细胞	++++
红细胞凝集成数个凝块,背景尚清晰,镜检可见极少游离红细胞	+++
红细胞凝块分散成许多中、小凝块,背景稍混浊,镜检可见到游离红细胞	++

续表

判断标准	凝集强度
可见大颗粒,背景混浊,镜检较多凝集,有较多游离红细胞	+
几乎无凝块或无数微小凝块,背景混浊;镜检可见大多数视野中有 6~8 个红细胞凝集在一起,有很多游离红细胞	±
镜下可见少数红细胞凝集,绝大多红细胞仍呈分散分布,凝集和散在红细胞混合	MF
轻摇试管,红细胞呈均匀悬液,镜检未见红细胞凝集,红细胞均匀分布	不凝集

MF:混合凝集外观

表 3-2 ABO 血型正反定型结果判定

标准抗体 + 待检者红细胞 (正定型)		待检者血型	待检者血清(血浆) + 标准红细胞 (反定型)		
抗 A	抗 B		Ac	Bc	Oc
+	–	A	–	+	–
–	+	B	+	–	–
–	–	O	+	+	+
+	+	AB	–	–	–

"+"为凝集或溶血,"–"为不凝集

2. 反定型

(1)标记:取 3 支小试管,分别标记 Ac、Bc 和 Oc。

(2)加血浆:于各管中分别加 1 滴待检者血浆。

(3)加红细胞生理盐水悬液:每管分别加入 1 滴和标记相对应血型的红细胞生理盐水悬液,轻轻混匀。

(4)离心:1000g 离心 15 秒(或按试剂说明书要求)。

(5)观察结果:同正定型。

(6)判断结果:红细胞凝集结果判断见表 3-1。血型鉴定结果判断见表 3-2。

【注意事项】

1. 标记 标记准确、清楚。

2. 加标本和试剂 标本和试剂比例要适当,一般应先加血浆或血清,后加红细胞生理盐水悬液,以便核实是否漏加血浆或血清。

3. 反应温度 IgM 抗 A 和抗 B 与相应红细胞反应的最适温度为 4℃,但为了防止冷凝集的干扰,一般在室温(20~25℃)下进行试验,37℃可使反应减弱。

4. 离心 离心能促进抗原与抗体的接触和结合,提高反应敏感性和缩短反应时间,但离心时间和速度应严格遵从操作规程,以防假阳性或假阴性结果。

5. 结果观察 ①离心后至观察结果前不要摇动或震动试管,以白色为背景,先观察上层液有无溶血(溶血与凝集意义相同),再边观察边轻弹试管,仔细观察有无凝块。②观察时应注意红细胞呈特异性凝集与缗钱状排列的区别,弱凝集要用显微镜证实,凝集强弱程度判断有助于发现 A、B 亚型,类 B 抗原。

6. 结果报告与记录　①正、反定型结果一致时才能报告血型结果。②如正定型和反定型鉴定结果不一致或与待检者原来血型鉴定结果不一致时应查找原因,并重新鉴定。③准确无误报告结果并做好记录。

7. 标本保存　标本置 2～8℃保存 7 天,以备复查。

【讨论】

1. ABO 血型鉴定时,为什么要做反定型?

2. 引起正反定型结果不一致的原因有哪些,如何解决?

二、盐水介质玻片法

【目的】　熟悉 ABO 血型正定型盐水介质玻片法的操作步骤。

【原理】　同盐水介质试管法,但玻片法反应在载玻片或白瓷板上进行,通过肉眼或显微镜观察红细胞有无凝集及凝集强度。

【材料】

1. 器材　载玻片、记号笔、蜡笔、试管、试管架、尖滴管、吸管、吸耳球、离心机、显微镜。

2. 试剂　抗 A、抗 B 及抗 AB 抗体。

3. 标本　EDTA 抗凝全血或 5%～10% 待检红细胞生理盐水悬液。

【操作】

1. 标记　取洁净的载玻片或白瓷板 1 块,用蜡笔划成方格,标明抗 A、抗 B、抗 AB。

2. 加抗体　在玻片或白瓷板已标记的区域内分别滴加对应的抗 A、抗 B 及抗 AB 抗体各 1 滴。

3. 加待检红细胞生理盐水悬液　在上述滴加抗体试剂的小格中分别加待检者 5%～10% 红细胞生理盐水悬液各 1 滴。

4. 混匀　不断轻轻侧动玻片或用玻棒搅拌,使红细胞与血清充分混匀,连续 1～5 分钟。

5. 结果观察　肉眼观察有无凝集反应。

6. 结果判断　血型鉴定结果判断见表 3-2。

【注意事项】

1. 混匀要充分,摇动载玻片时动作要轻,时间足够,室温太高时防止液体干涸。

2. 玻片法敏感性比试管法低,凝集结果不明显时用显微镜检查或用试管法鉴定。

3. 其他同试管法 ABO 血型鉴定。

【讨论】

1. ABO 血型鉴定盐水介质玻片法为什么一般不做反定型?

2. 进行 ABO 血型鉴定盐水介质玻片法实验时,应该注意哪些问题?

三、微柱凝胶血型定型检测卡法

【目的】　掌握微柱凝胶血型定型检测卡法血型鉴定的操作步骤和结果判断。

【原理】　红细胞与相应抗体结合,经低速离心,凝集红细胞留于凝胶介质的上层或中间,即阳性反应。未凝集游离红细胞沉积于微柱凝胶管底部,形成细胞扣,即阴性反应。根据实验目的的不同,采用中性、特异性及抗球蛋白凝胶。中性凝胶不含抗体,可用于检测 IgM

抗体和红细胞抗原的反应,如 ABO 血型正反定型等。特异性凝胶中含有特异性血型抗体,可用于 ABO 血型正定型。

【材料】

1. 器材　试管、试管架、标记笔、微量移液器、一次性吸头、微柱凝胶专用水平离心机。

2. 试剂

(1)微柱凝胶血型定型检测卡:正定型微柱凝胶卡反应管的凝胶中分别含抗 A、抗 B 抗体。反定型的微柱凝胶卡反应管为中性凝胶。

(2)2%~5% 的 A 型、B 型标准红细胞生理盐水悬液。

3. 标本　EDTA 抗凝全血或 2%~5% 待检红细胞生理盐水悬液及血浆。

【操作】

1. 标记　用标记笔在微柱血型定型检测卡上标记标本号。

2. 加红细胞生理盐水悬液　用微量加样器在标记有抗 A、抗 B 的微柱检测管中央分别加一定量待检的红细胞生理盐水悬液(正定型)。在标记有 A、B 红细胞的微柱检测管中央分别加一定量的 A、B 型标准红细胞生理盐水悬液(反定型)。在质控管中加一定量待检的红细胞生理盐水悬液。

3. 加血浆　在标记有 A、B 红细胞的微柱检测管中央加一定量的待检血浆(反定型)。

4. 离心　按检测卡说明书要求离心。

5. 结果观察、判断　取出微柱凝胶血型定型检测卡,肉眼观察结果。结果判断如下:①凝集:质控管红细胞沉淀在管底,检测管红细胞凝块在胶上或胶中。②不凝集:质控管和检测管的凝集的红细胞均沉淀在管底。凝集强度结果判断见表3-3。

表3-3　微柱凝胶血型定型检测卡法红细胞凝集强度结果判断

判断标准	凝集强度
红细胞全部在柱的上面凝集,并形成一个环形带	++++
凝集的大部分红细胞位于凝胶上半部分,少部分位于凝集中部	+++
凝集的大部分红细胞位于凝胶柱中部,柱的底部也可见到少量红细胞	++
凝集的大部分红细胞位于凝胶柱下半部分,柱的底部也可见到一些红细胞	+
大部分凝集红细胞在柱的底部形成一个粗制而非平整的红细胞凝集带,凝集带上方有少量红细胞	±
少数凝集的红细胞位于柱上面,而绝大多数红细胞沉于柱底部	混合凝集
凝胶柱中液体出现清澈透明红色	溶血反应
所有红细胞穿过凝胶颗粒间隙,沉积在柱的底部	-

6. 结果判断　按表3-2判断血型鉴定结果。

【注意事项】

1. 微柱凝胶血型定型检测卡　血型定型检测卡应在 2~25℃ 竖立保存。凝胶中不能有气泡,液面不能干涸。实验前应检查凝胶卡封口是否完整。为避免检测卡产生气泡,卡从冰箱取出后应平衡至室温才可使用。

2. 加样　中性凝胶反定型时,先向反应管内加入红细胞,后加血浆。加样时动作要轻,不要破坏凝胶面,抗体试剂或血浆要加在红细胞液面上。

3. 离心 加样后 30 分钟内离心,离心参数严格按照要求。

4. 结果观察 质控管红细胞在胶上或胶中,试验失败,应重新试验。

【讨论】

1. 影响微柱凝胶血型定型检测卡法的因素有哪些,如何控制?

2. 微柱凝胶血型定型检测卡法与盐水介质试管法相比较,有哪些优点?

实验二 RhD 血型鉴定

一、盐水介质法

【目的】 掌握 RhD 血型鉴定盐水介质法操作步骤及结果判断。

【原理】 单克隆 IgM 抗 D 试剂与红细胞膜上 D 抗原反应,在盐水介质中产生肉眼可见凝集反应。

【材料】

1. 器材 小试管、试管架、标记笔、一次性吸管、微量移液器、离心机、载玻片、显微镜。

2. 试剂 生理盐水,单克隆 IgM 抗 D 试剂,RhD 阳性、阴性红细胞。

3. 标本 EDTA 抗凝全血或 2%~5% 待检红细胞生理盐水悬液及血浆。

【操作】

1. 标记 取 3 支小试管,分别标记为待检、阳性对照、阴性对照。

2. 加试剂 各管加入 1 滴单克隆 IgM 抗 D 试剂。

3. 加红细胞生理盐水悬液 在标记各管中分别对应加入 1 滴待检红细胞生理盐水悬液、2%~5% RhD 阳性和阴性红细胞生理盐水悬液,混匀。

4. 离心 1000g 离心 15 秒(或按照试剂说明书要求)。

5. 观察结果 轻摇试管,肉眼或镜检观察红细胞有无凝集。

6. 判断结果 阳性管凝集,阴性管不凝集,待测管凝集为阳性,不凝集为阴性。

【注意事项】

1. 方法 如用玻片法鉴定,红细胞浓度一般为 30%~50%,反应 2 分钟后观察结果。

2. 对照 鉴定时必须有严格的对照试验,包括阴性对照、阳性对照。

3. 阴性结果处理 待检红细胞与抗 D 试剂在盐水介质中不凝集,应进行 Rh 阴性确认试验,一般使用 3 种或以上 IgG 抗 D 试剂进行间接抗球蛋白试验。如 3 种 IgG 抗 D 试剂抗球蛋白试验的结果均为阴性,即可判定为 Rh 阴性,如果抗球蛋白试验有一种或一种以上的 IgG 抗 D 试剂的结果为阳性,即可判定为 Rh 阳性(弱 D 表型)。

4. 其他同 ABO 血型鉴定。

【讨论】

1. 什么是弱 D 表型,如何鉴定?

2. RhD 血型鉴定盐水介质法试验结果阴性,如何处理?

二、酶介质法

【目的】 熟悉 RhD 血型鉴定酶介质法操作步骤及结果判断。

【原理】 某些酶(木瓜酶、菠萝酶、胰蛋白酶等)可破坏红细胞表面的唾液酸,减少负电荷的数量,降低红细胞间排斥力,缩短红细胞的距离,有利于 IgG 抗 D 抗体与红细胞上的 RhD 抗原反应,形成肉眼可见的凝集。

【材料】

1. 器材 小试管、标记笔、离心机、37℃水浴箱、微量移液器、显微镜等。
2. 试剂 生理盐水,1% 木瓜酶(或菠萝酶)、IgG 抗 D 试剂,RhD 阳性、阴性 RBC。
3. 标本 EDTA 抗凝全血或 2%~5% 待检红细胞生理盐水悬液及血浆。

【操作】

1. 标记 取 3 支试管,标记为待检样本、阳性对照、阴性对照。
2. 加样 按表 3-4 加样。

表 3-4 RhD 血型鉴定酶介质直接法

加入物	待检管	阳性对照	阴性对照
2%~5% 待检红细胞生理盐水悬液(滴)	1	—	—
2%~5% RhD 阳性红细胞生理盐水悬液(滴)	—	1	—
2%~5% RhD 阴性红细胞生理盐水悬液(滴)	—	—	1
1% 木瓜酶溶液(滴)	1	1	1
IgG 抗 D(滴)	2	2	2

3. 离心 混匀,置 37℃水浴 15~30 分钟后,1000g 离心 15 秒。
4. 观察结果 轻摇试管,肉眼或显微镜观察红细胞有无凝集。
5. 判断结果 同 RhD 血型鉴定盐水介质法。

【注意事项】

1. 酶试剂反复冻融,会影响酶活性,因此试剂应分装后冻存,每次取 1 份一次性使用。
2. 严格控制水浴温度 37℃,温度太高可导致酶失活或红细胞直接溶血。
3. 其他同 RhD 血型鉴定盐水介质法。

【讨论】

1. 引起 RhD 血型鉴定酶介质法假阳性和假阴性的原因有哪些?
2. 为了保证 RhD 血型鉴定酶介质法结果准确可靠,应注意哪些问题?

实验三 交叉配血试验

一、盐水介质法

【目的】 掌握盐水介质交叉配血试验的操作步骤及结果判断。

【原理】 天然 IgM 类血型抗体与对应红细胞抗原在室温下的盐水介质中出现凝集反应。通过离心,观察受血者血浆与供血者红细胞(主侧)以及受血者红细胞与供血者血浆(次侧)之间有无凝集或溶血现象,判断受血者与供血者之间有无 ABO 血型不合的情况。

【材料】

1. 器材 小试管、记号笔、尖滴管、离心机、显微镜等。
2. 试剂 生理盐水。
3. 标本 供血者、受血者 ABO 同型的 EDTA 抗凝全血或供血者、受血者血浆及 2%~

5%红细胞生理盐水悬液。

【操作】

1. 准备受血者标本

(1)分离血浆:取受血者标本,1000g 离心 3～5 分钟,分离血浆,标记。

(2)配制红细胞生理盐水悬液:配制受血者 2%～5% 红细胞生理盐水悬液,标记。

2. 准备供血者标本

(1)分离血浆:取供血者标本,1000g 离心 3～5 分钟,分离血浆,标记。

(2)配制红细胞生理盐水悬液:配制供血者 2%～5% 红细胞生理盐水悬液,标记。

3. 交叉配血

(1)标记:取小试管 2 支,分别标明主侧、次侧。

(2)加血浆:主侧管加受血者血浆 1 滴,次侧管加供血者血浆 1 滴。

(3)加红细胞生理盐水悬液:主侧管加供血者红细胞生理盐水悬液 1 滴,次侧管加受血者红细胞生理盐水悬液 1 滴,混匀。

(4)离心:1000g 离心 15 秒。

(5)观察结果:先观察试管上层液有无溶血,再斜持试管轻轻摇动,观察管底有无凝集(必要时使用显微镜观察)。

(6)结果判断

1)凝集结果判断:判断标准同 ABO 血型正定型试管法。

2)配血是否相合判断标准:①ABO 同型配血:主侧、次侧均无溶血及凝集,血型相合,可以输血。主、次侧任何一管发生溶血或凝集,不可输血,应查找原因。②异型配血时(指 O 型输给 A、B、AB 型,或 A、B 型输给 AB 型):主侧无凝集无溶血,次侧有凝集无溶血,可以输入少量血。如主侧、次侧不凝集或主侧凝集,不能输血,需查找原因。

【注意事项】

1. 红细胞生理盐水悬液制备 红细胞要用生理盐水洗涤干净,防止血浆中的血型物质中和抗体。

2. 结果判断 同型配血主、次侧出现的溶血现象,均应判断为阳性结果,为配血不合。对配血过程中出现的凝集或溶血应仔细查找原因。

【讨论】

1. 如果交叉配血试验次侧出现凝集,而主侧阴性,可能的原因有哪些?

2. 为了保证盐水介质交叉配血试验结果准确可靠,应注意哪些问题?

二、抗球蛋白介质法

【目的】 掌握抗球蛋白介质交叉配血试验的操作步骤及结果判断。

【原理】 在合适的温度及一定的反应时间等条件下,IgG 血型抗体能与红细胞膜上相应抗原结合而使红细胞致敏,当加入抗球蛋白试剂后,该抗体(二抗)的 Fab 片段可与包被在红细胞膜上的 IgG 血型抗体(一抗)的 Fc 片段结合发生抗原抗体反应,促使原来已致敏的红细胞发生肉眼可见的凝集反应。

【材料】

1. 器材 小试管、试管架、记号笔、尖滴管、离心机、水浴箱、载玻片、显微镜。

2. 试剂 生理盐水、抗球蛋白试剂、IgG 类抗 D 抗体、AB 型血清、2%～5% RhD 阳性 O

型红细胞生理盐水悬液。

3. 标本 供血者、受血者 ABO 同型的 EDTA 抗凝全血或供血者、受血者血浆及2%~5%红细胞生理盐水悬液。

【操作】

1. 标记 取小号试管6支,分别标明主侧、次侧、阳性对照、阴性对照、受血者盐水红细胞对照及供血者盐水红细胞对照。

2. 加样、水浴、洗涤、加抗球蛋白血清及离心 按表3-5操作。

表3-5 抗球蛋白介质试管法交叉配血试验

	主侧	次侧	阳性对照	阴性对照	受血者盐水红细胞对照	供血者盐水红细胞对照
受血者血浆(滴)	2	—	—	—	—	—
供血者红细胞生理盐水悬液(滴)	1	—	—	—	—	—
供血者血浆(滴)	—	2	—	—	—	—
受血者红细胞生理盐水悬液(滴)	—	1	—	—	—	—
IgG 抗 D 致敏 RhD 阳性红细胞生理盐水悬液(滴)	—	—	1	—	—	—
AB 型血清处理 RhD 阳性红细胞生理盐水悬液(滴)	—	—	—	1	—	—
受血者红细胞生理盐水悬液(滴)	—	—	—	—	1	—
供血者红细胞生理盐水悬液(滴)	—	—	—	—	—	1
生理盐水(滴)	—	—	2	2	2	2
轻轻混匀,置37℃水浴30分钟;用生理盐水洗涤各管红细胞3次,弃上清液						
抗球蛋白试剂(滴)	1	1	1	1	1	1
混匀,1000g 离心 1 分钟						

3. 结果观察、判断 同盐水介质交叉配血试验。

【注意事项】

1. 洗涤致敏红细胞 应及时,一旦洗涤就不应中途停止。洗涤时应加足够的盐水并用力冲入管底,使沉积于管底的红细胞松散。延迟或中途终止试验可使结合于红细胞上的抗体从细胞上稀释或解离。

2. 离心 离心时间和相对离心力非常关键,应按试剂盒说明书操作,建议用血型、血清学专用离心机。

3. 结果分析 阴性对照凝集或阳性对照不凝集,提示反应系统有问题,试验结果不可靠,应进一步分析原因,待问题解决后,重新试验。供血者或受血者对照凝集,主侧或次侧凝集,表明供血者或受血者可能存在自身抗体,提示本次试验结果不可靠。应消除原因,重新试验。

【讨论】

1. 抗球蛋白介质交叉配血试验中抗球蛋白的作用是什么?

2. 影响抗球蛋白介质交叉配血试验结果的因素有哪些?

三、低离子聚凝胺介质法

【目的】　掌握低离子聚凝胺介质法交叉配血的操作步骤及结果判断。

【原理】　聚凝胺分子是带有高价阳离子多聚季铵盐,其表面的正电荷可中和红细胞表面的负电荷,使红细胞间距缩小,出现非特异性凝集。低离子强度溶液降低红细胞的 zeta 电位,可进一步增加抗原抗体间的吸引力。当血清中存在 IgM 或 IgG 类血型抗体时,与红细胞发生紧密结合,此时加入枸橼酸盐重悬液可消除聚凝胺的正电荷,如血清中不存在 IgM 或 IgG 类血型抗体,加入重悬液可使非特异性凝集消失;使 IgM 或 IgG 类血型抗体与红细胞产生凝集不会散开。

【材料】

1. 器材　小号试管、试管架、记号笔、尖滴管、水浴箱、离心机、载玻片、显微镜等。

2. 试剂　低离子强度溶液、聚凝胺液、枸橼酸钠重悬液、IgG 抗 D 抗体、AB 型血清、2%~5% RhD 阳性 O 型标准红细胞生理盐水悬液。

3. 标本　供血者、受血者 ABO 同型的 EDTA 抗凝全血或供血者、受血者血浆及 2%~5% 红细胞生理盐水悬液。

【操作】

1. 标记　取 4 支小号试管,分别标记主侧、次侧、阳性及阴性对照。

2. 加样、加试剂及离心等按表 3-6 操作。

表 3-6　低离子聚凝胺介质试管法交叉配血试验

	主侧管	次侧管	阳性对照管	阴性对照管
受血者血浆(滴)	2	—	—	—
供血者红细胞生理盐水悬液(滴)	1	—	—	—
供血者血浆(滴)	—	2	—	—
受血者红细胞生理盐水悬液(滴)	—	1	—	—
抗 D 抗体(滴)	—	—	2	—
RhD 阳性 O 型标准红细胞生理盐水悬液(滴)	—	—	1	1
AB 型血清(滴)	—	—	—	2
低离子强度溶液(ml)	0.6	0.6	0.6	0.6
聚凝胺溶液(滴)	2	2	2	2

1000g 离心 15 秒,弃上清液

轻摇试管,观察红细胞有无凝集,如形成凝块,进行下一步试验。如无凝集,必须重做前面试验

| 枸橼酸钠重悬液(滴) | 2 | 2 | 2 | 2 |

3. 结果观察、判断　轻轻摇动试管,肉眼观察凝块是否散开。阳性对照管凝集不消失,阴性对照管凝集消失。如果主侧管和次侧管内红细胞凝集在 1 分钟内散开,则为聚凝胺交叉配血试验阴性,表示供血者和受血者血液聚凝胺介质交叉配血相容。

【注意事项】

1. 加聚凝胺溶液　①枸橼酸钠、肝素能够中和聚凝胺,使红细胞之间非特异性凝集反

应减弱,如标本中含枸橼酸钠、肝素时,可多加聚凝胺溶液,或在试验中逐步加入聚凝胺溶液到红细胞出现凝集为止。②血液透析的患者建议改用抗球蛋白介质交叉配血试验,从而保证试验的准确可靠性。

2. 结果观察 ①加聚凝胺溶液后,肉眼观察结果时,摇动试管时动作要轻,否则可使凝集红细胞散开。②当加入枸橼酸钠重悬液后,应在3分钟内立即观察结果,以免反应减弱或消失,摇动试管时动作要轻。③凝集结果不明显,用显微镜观察。

3. 其他 同盐水介质交叉配血试验。

【讨论】

1. 低离子聚凝胺介质交叉配血试验原理是什么?

2. 影响低离子聚凝胺介质交叉配血试验结果的因素有哪些,如何控制?

四、微柱凝胶抗球蛋白介质法

【目的】 掌握微柱凝胶抗球蛋白介质交叉配血的操作步骤及结果判断。

【原理】 将供血者、受血者红细胞及血浆分别加入到含有抗球蛋白试剂的微柱凝胶主侧和次侧管中,如果血浆中存在针对红细胞抗原的血型抗体(IgM或IgG)时,生成抗原抗体复合物,并与凝胶中的抗球蛋白结合,形成红细胞凝集团块,离心后留在微柱的表面,为阳性反应。如果血浆中不含有针对红细胞膜上血型抗原的抗体,红细胞下沉到微柱管的底部,为阴性反应。

【材料】

1. 器材 小试管、试管架、记号笔、微量移液器、37℃微柱凝胶检测卡专用孵育器、微柱凝胶卡配套专用离心机。

2. 试剂 生理盐水、微柱凝胶抗球蛋白试验卡。

3. 标本 供血者、受血者ABO同型的EDTA抗凝全血或供血者、受血者血浆及2%~5%红细胞生理盐水悬液。

【操作】

1. 标记 取微柱凝胶抗球蛋白检测卡,标记主侧、次侧,编号。

2. 加样 按说明书要求,在主侧反应管加一定量供血者2%~5%红细胞生理盐水悬液和受血者血浆。在次侧反应管加一定量受血者2%~5%红细胞生理盐水悬液和供血者血浆。

3. 孵育 将检测卡置于专用孵育器37℃孵育15分钟。

4. 离心 将检测卡置于专用离心机离心10分钟。

5. 观察结果 取出检测卡,肉眼观察结果。

6. 判断结果

(1)阴性结果:主侧管和次侧管内红细胞完全沉降于凝胶管底部,表明受血者与供血者血液相容,供血者血液可以输给受血者。

(2)阳性结果:若主侧管和次侧管或单独一侧微管内红细胞凝集块位于凝胶表面或凝胶中,和(或)出现溶血,提示受血者与供血者血液不相容。

【注意事项】 同ABO血型鉴定微柱凝胶卡法。

【讨论】

1. 微柱抗球蛋白凝胶介质与抗球蛋白介质交叉配血试验比较,有哪些优点?

2. 哪些因素会引起微柱凝胶抗球蛋白交叉配血试验的假阳性?

(龚道元)

第四章
尿液检验

实验一 尿液理学检查

一、尿量测定

【目的】 掌握尿量的测定方法。

【原理】 采用有刻度的容器准确测定尿量。

【材料】

1. 器材 量筒、洁净容器。

2. 标本 24 小时尿液。

【操作】

1. 加标本 取量筒,加入待检患者全部的尿液。

2. 读数 读取量筒与尿液凹面相切的刻度,并记录。

【参考区间】 成人:1～2L/24h,即 1ml/(h·kg);儿童按 kg 体重计算,比成人多 3～4 倍。

【注意事项】

1. 器材 量具上刻度应清晰。

2. 标本 患者上午 8 时排空膀胱,弃去此次的尿液后,留取至次日上午 8 时最后一次排尿的全部尿液,不可丢失尿液,气温过高时注意防腐。

3. 操作 尿量测定应精确至毫升。

二、尿颜色和透明度检查

【目的】 掌握观察尿液颜色和透明度的方法,判断尿液外观是否正常。

【原理】 通过肉眼观察和判断,报告尿液的颜色和透明度。

【材料】

1. 器材 一次性尿杯。

2. 标本 新鲜尿液。

【操作】

1. 加尿液 将患者尿液混匀,加入洁净的尿杯中。

2. 观察 在自然光线下用肉眼观察尿液颜色和性状。

3. 判断结果

(1)颜色:根据尿液具体颜色客观描述。

(2)透明度:根据尿液中有无混浊及混浊程度判断。①清晰透明:指没有肉眼可见的颗粒物质。②微混:指出现少数可见的颗粒物质,但透过尿液能看清报纸上的字。③混浊:指出现可见的颗粒物质,透过尿液所见报纸上的字迹模糊不清。④明显混浊:指透过尿液看不见报纸上的字迹。若有沉淀、凝块等亦需注明。

【参考区间】　淡黄色、清晰透明。

【注意事项】

1. 容器　盛尿液的容器必须清洁、干燥、透明。尿液要求留取中段尿(三杯试验除外)。

2. 标本　尿液颜色和透明度检查以新鲜尿液为准。某些女性的尿液常因阴道黏膜分泌的黏蛋白、少量上皮细胞或白细胞的混入,放置一段时间后稍有混浊,无临床意义。

3. 操作　观察尿液透明度时须在自然光、黑色背景下进行。

4. 混浊尿的鉴别　新鲜尿液因含钙、磷、镁、尿酸等物质形成的结晶外观常呈混浊,尤其是遇冷或 pH 改变时易析出结晶,使尿液变混。混浊尿初步鉴别程序见图4-1。

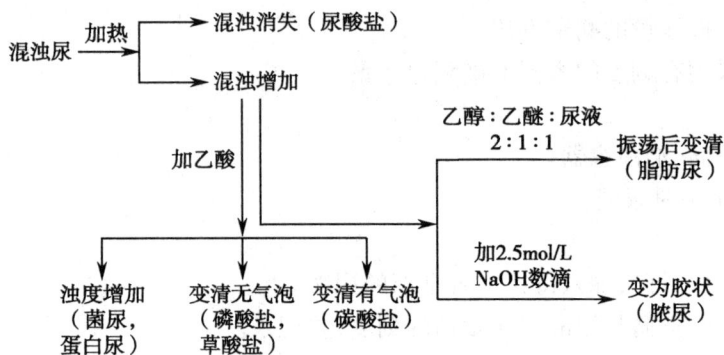

图 4-1　混浊尿的鉴别

5. 尿液颜色　尿液颜色受某些食物或药物的影响,如大量进食胡萝卜,服用呋喃唑酮、维生素 B_2、大黄,可使尿液呈亮黄色或深黄色,但振荡后所产生的泡沫无色,而尿液含有胆红素时的气泡呈黄色;应用氨基比林,或碱性尿液中有酚红、酚酞时,尿液呈亮红色,但不难与血尿(红或暗红,混浊而无光泽)区别。

三、尿比重测定

(一)比重计法

【目的】　掌握尿比重计测定尿比重的方法。

【原理】　尿液比重与所含溶质成正比,溶质越多,尿比重越高,对浮标的浮力就越大,浸入尿液中的比重计部分则越小,读数越大;反之,读数越小。

【材料】

1. 器材

(1)比重计1套,包括比重计1支(标示 1.000～1.060 刻度及标定温度,国产比重计为20℃)和比重筒1个,100℃水银温度计。

(2)100ml 洁净容器、一次性尿杯。

(3)滴管、乳胶吸头、镊子、吸水纸。

2. 标本　新鲜尿液(至少 50ml)。

【操作】

1. 加尿液　充分混匀新鲜尿液后,沿筒壁缓缓将尿液倒入比重筒内,避免产生气泡,如有气泡,可用滴管或吸水纸吸去。将比重筒垂直放置于水平工作台上。

2. 放置比重计　将比重计轻轻放入比重筒内,并加以捻转,使其垂直悬浮于尿液中,勿靠近筒壁或筒底。

3. 读数　待比重计悬浮稳定后,读取与尿液凹面相切的刻度,并记录。

4. 结果校正　测量尿液温度,经校正后报告尿液的比重值。

【参考区间】成人:晨尿 1.015 ~ 1.025,随机尿 1.003 ~ 1.030。新生儿:1.002 ~ 1.004。

【注意事项】

1. 比重计校正

(1)清洗:选用刻度清晰、能在水中垂直悬浮的比重计,在洗涤剂中浸泡30分钟,清水冲洗后再以重铬酸钾溶液浸泡2小时,然后用自来水、蒸馏水清洗待干。

(2)校正液的准备:①双蒸水,20℃时其密度为(0.9970 ± 0.0005)g/ml。②NaCl标准液,比重为1.010和1.020,用干燥至恒重的NaCl配制成16.6810g/L和31.1689g/L两种浓度的溶液。

(3)校正比重计:在比重计规定温度下测定蒸馏水的比重应为1.000,NaCl溶液16.6810g/L的比重应为1.010,31.1689g/L的比重应为1.020。其测定的误差应<0.002,不符合要求者应更换。

2. 标本

(1)尿液应新鲜,以防尿素分解导致比重下降;尿液过少不足以浮起比重计时,应重新留尿测定。

(2)尿液盐类结晶析出可影响比重的测定,因低温所致的尿酸或其他盐类沉淀可水浴(37℃)使其溶解,待尿液温度降至比重计所标定的温度时即可测定。

3. 操作　尿液面应消除泡沫;比重计浮标要垂直悬浮于尿液中;读取比重值要准确。每次测定完毕均应用纯净水冲洗比重计。浮标上若有蛋白质及盐类物质沉积时,会影响结果的准确性,若有上述物质附着,需用清洁液洗净后使用。

4. 结果校正　如有尿温度、尿蛋白、尿糖干扰尿比重测定时,应作相应的校正。尿蛋白每增高10g/L,比重计法需将结果减去0.003,折射仪法需将结果减去0.005。尿葡萄糖每增高10g/L,需将结果减去0.004。如果测定时尿液温度与比重计上所标定的温度不一致,每增高3℃,测定结果应增高0.001。如低于所标温度,应将尿液加温至所标温度后再测定,不提倡机械地减去相对于增高温度时的校正值。

(二)折射计法

【目的】　熟悉折射计的工作原理、校准方法及其测定尿比重的方法。

【原理】　入射角90°的光线进入另一种光密媒质时被折射的角度称为临界角,在终端观察时,依据临界角的大小,可见明暗视场的改变,进而求出该媒质对空气的相对折射率(简称折射率)。折射率首先与媒质的密度有关,密度越高,折射率越大;其次也与光的波长及温度有关。经过对大量尿液标本的研究,建立了折射率与尿比重和总固体量的经验关系式,将数字列成线图刻在目镜中,测量时直接读数,得到尿液的比重。

【材料】

1. 器材　临床折射计或手提式折射计、一次性尿杯、滴管、乳胶吸头、吸水纸。

2.标本　新鲜尿液。

【操作】

1.调整仪器状态　将折光棱镜对准光亮方向,调节目镜视度环,直到标线清晰为止。

2.零点校准　每次测试前须按照操作说明书用蒸馏水校准零点。

3.标本测定程序　①拭干标本室和标本盖上的蒸馏水。②在标本室内滴入足够的尿液。③按动左侧开关接通电源。④通过目镜读取数值或查表得出结果。

（1）手提式折射计：①在测量玻璃板上滴加一滴尿液。②把上面平板放下,紧压在液滴上,使两块玻璃板平行,避免产生气泡。③手持折射计,面对光源,使光线通过尿液和棱镜,肉眼平视目镜中的专用刻度标尺,在明暗场分界线（或蓝白分界线）处读出比重值。

（2）座式折射计：①开通光路。②按标本测定程序,用蒸馏水调整基准线位置。③加尿液2滴,盖上上面的塑料盖（防止产生气泡）,即可在目镜中读出相应比重值。

【参考区间】　同比重计法。

【注意事项】

1.调整折射计基准线　入射光和温度影响折射率,一般手提式折射计已有补偿装置;临床折射计用调整基线的方法来减低温度的影响,也可用 10g/L、40g/L 和 100g/L 蔗糖溶液校正折射计,它们的折射率分别为 1.3344、1.3388 和 1.3479。

2.标本影响

（1）尿酸盐影响：尿酸盐所致的混浊可影响结果,需要加温溶解后再测定,切不可弃去。

（2）有形成分影响：细胞等有形成分增多时,应离心后测定上清液,测试完毕后用纯净蒸馏水擦拭干净。

3.校正结果　尿液含有葡萄糖和蛋白质对尿比重测定有影响,尿液中葡萄糖每增高10g/L,需将测得结果减去 0.004;尿液中蛋白质每增高 10g/L,需将测得结果减去 0.005。

【讨论】

1.尿液比重测定的主要方法有哪些? 如何做好相应的质量控制?

2.如何通过实验鉴别混浊尿?

实验二　尿酸碱度测定

【目的】　熟悉 pH 试纸法测定尿液酸碱度的方法。

【原理】　广泛 pH 试纸是由甲基红、溴甲酚绿、百里酚蓝等多种指示剂混合成的试带,能反映 pH 4.5~9.0 的变异范围,灵敏度约为 pH 1.0,显色范围为棕红至深黑色,试带蘸取尿液后即可显色,与标准比色板比较即可测得尿液 pH 近似值。

【材料】

1.器材　一次性尿杯。

2.试剂　pH 广泛试纸及其标准比色板。

3.标本　新鲜尿液。

【操作】

1.取试纸　取出试纸 1 条。

2.浸尿液　将其一端浸入尿液约 0.5 秒取出。

3.读取结果　按规定时间,在自然光线下与标准色板比色读取尿液 pH。

【参考区间】　晨尿 pH 5.5~6.5,平均 pH 6.0。随机尿 pH 4.5~8.0。

【注意事项】

1. 试带　应密封、避光、干燥保存,远离酸性和碱性物质,以防失效。

2. 标本　应新鲜,放置过久会因细菌繁殖或丧失挥发性酸而使 pH 增高。不能使用有防腐剂标本,否则可能会影响检测结果。

3. 操作　在规定时间内比色。定期做质控,检测试带是否有效。

【讨论】　影响 pH 试纸法测定尿液酸碱度的因素有哪些? 应如何控制?

实验三　尿蛋白质定性检查

一、磺基水杨酸法

【目的】　掌握尿蛋白定性检查的磺基水杨酸法。

【原理】　在酸性条件下,生物碱磺基水杨酸的磺酸根离子与蛋白质氨基酸阳离子结合,形成不溶性蛋白盐沉淀(图4-2),根据反应的混浊程度,可作尿蛋白的定性检查。

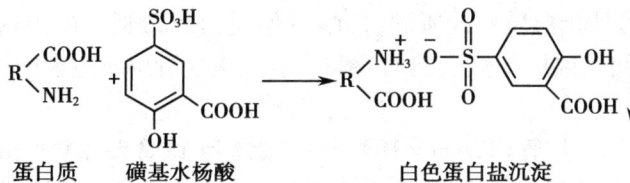

图 4-2　尿蛋白磺基水杨酸法测定反应式

【材料】

1. 器材　小试管(8mm×75mm)、试管架、滴管、刻度吸管、吸耳球、黑色衬纸及 pH 广泛试纸。

2. 试剂　200g/L 磺基水杨酸溶液:20.0g 磺基水杨酸溶于100ml 蒸馏水中。

3. 标本　新鲜尿液或模拟蛋白尿标本。

【操作】

1. 调 pH　用 pH 广泛试纸测试尿液酸碱度,如 pH 不在 5~6 范围,可加酸或碱予以调节。

2. 加尿液　取 2 支小试管,分别标记为试验管和对照管,各加尿液1ml。

3. 加试剂　试验管:加磺基水杨酸溶液 2 滴,轻轻混匀;对照管:不加试剂,作空白对照。

4. 判断结果　1 分钟内在黑色背景下观察结果,按表4-1判断尿蛋白定性结果(含量)。

表 4-1　磺基水杨酸法尿蛋白定性结果判断

结果	报告方式	相当蛋白质含量(g/L)
清晰透明	-	<0.05
黑色背景下轻度混浊	极微量	0.05~0.1
无需黑色背景即轻度混浊	± 或微量	0.1~0.5
白色混浊但无颗粒	+	0.5~1.0
颗粒状混浊	++	1.0~2.0
明显絮状混浊	+++	2.0~5.0
混浊有大凝块	++++	>5.0

61

【参考区间】 阴性。

【注意事项】

1. 标本 尿液应新鲜清晰。①如果尿液呈现明显混浊,应先离心或过滤。②含碘造影剂、大剂量青霉素的尿液可能产生假阳性结果。③指导患者正确采集中段尿,避免混有生殖系统分泌物,否则可造成结果的假阳性。

2. pH 本法在尿液偏碱或偏酸时(pH > 9 或 pH < 3)结果可呈假阴性,因此检测前可先测试尿 pH,必要时用稀 NaOH 或 5% 乙酸进行调节。

3. 操作

(1)反应时间超过 1 分钟,阳性程度增加,出现假阳性结果,故应在 1 分钟内观察结果。

(2)如果标本含有大量细胞,并疑为标本混有生殖系统分泌物而造成假阳性,可离心后取上清液重新测定,进行验证。

(3)对于微弱阳性的判断,可用黑色衬纸作背景,以提高分辨力。

二、加热乙酸法

【目的】 掌握尿蛋白定性检查的加热乙酸法。

【原理】 加热可使蛋白质变性凝固,加酸可使蛋白质接近等电点(pH 4.7),促使蛋白沉淀。同时,加酸还可消除因加热引起的磷酸盐或碳酸盐析出所造成的混浊。

【材料】

1. 器材 酒精灯,大试管(12mm × 100mm)、试管架、试管夹、滴管、pH 试纸。

2. 试剂 0.5% 冰乙酸溶液:冰乙酸 5ml 加蒸馏水至 100ml,密闭保存。

3. 标本 新鲜尿液或模拟蛋白尿标本。

【操作】

1. 加尿液 在大试管中加尿液约 5ml,或加至试管的 2/3 高度处。

2. 加热 用试管夹斜持试管下端,在酒精灯上加热试管上 1/3 段的尿液,煮沸后,轻轻直立试管,在黑色衬纸背景下观察煮沸部分有无混浊。

3. 加酸 滴加 5% 乙酸溶液 2 ~ 4 滴,再煮沸即止,立即观察结果。试管下 2/3 段尿液可作对照。

4. 判断结果 按表 4-2 判断尿蛋白定性结果(含量)。

表 4-2 加热乙酸法尿蛋白定性结果判断

结果	报告方式	蛋白质含量(g/L)
清晰透明	−	<0.1
黑色背景下轻度混浊	± 或微量	0.1 ~ 0.15
白色混浊但无颗粒或絮状沉淀	+	0.2 ~ 0.5
颗粒状混浊	++	0.5 ~ 2.0
大量絮状沉淀	+++	2.0 ~ 5.0
立即出现凝块和大量絮状沉淀	++++	>5.0

5. 操作示意见图 4-3。

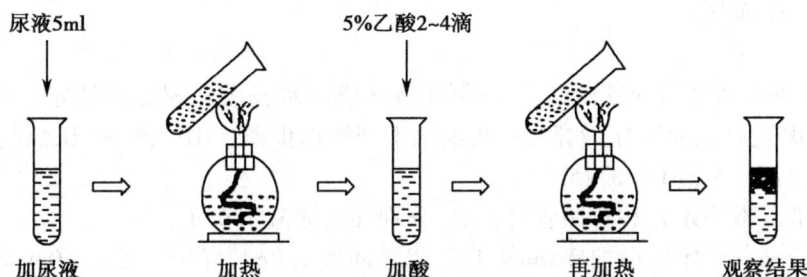

图 4-3　尿蛋白加热乙酸法操作示意图

【参考区间】　阴性。

【注意事项】

1. 标本　①标本要新鲜,陈旧尿液因大量细菌生长可引起假阳性。②如果尿液呈现明显混浊,应先离心或过滤。③当尿中混有生殖系统分泌物时,可出现假阳性,应指导患者正确采集中段尿。

2. 操作

(1)一定要按加热、加酸、再加热的操作程序,可避免盐类析出所致假性混浊,以确保检出微量蛋白质。

(2)加乙酸应适量,约为尿量 1/10,过多或过少均影响结果准确性。

3. 判断结果　要求加热试管上段的尿液,下段尿液作为对照;加热后立即直立试管观察结果。

【讨论】

1. 哪些因素会干扰尿蛋白检测的结果? 如何避免?

2. 加热乙酸法试验一定要遵循加热、加酸、再加热的操作程序,为什么?

实验四　尿本周蛋白定性检查

一、凝 溶 法

【目的】　掌握尿本周蛋白(BJP)定性检查的凝溶法。

【原理】　凝溶法又称热沉淀法,它是利用本周蛋白在 40℃时开始混浊,60℃时凝固,继续加热至 90~100℃时沉淀溶解,当温度下降至 40~60℃时又重新凝固,据此判断 BJP。

【材料】

1. 器材　离心机、恒温水浴箱、定时钟、大试管、试管夹、试管架、10ml 刻度吸管、2ml 刻度吸管、吸耳球、漏斗、滤纸、广泛 pH 试纸等。

2. 试剂

(1)200g/L 磺基水杨酸:磺基水杨酸 20.0g 溶于 100ml 蒸馏水中。

(2)2mol/L 乙酸缓冲液(pH 4.8~5.0):乙酸钠 17.5g,冰乙酸 4.1ml,加蒸馏水至 100ml。

(3)氯化钠。

3. 标本　新鲜尿液。

【操作】

1. 标本处理　取离心或过滤后的新鲜尿液作磺基水杨酸法尿蛋白质定性试验,如呈阴性,可认为 BJP 定性试验阴性;如阳性,再继续下列操作步骤。用广泛 pH 试纸测试尿液 pH,若低于 4.0,应调节至 pH 4.5 ~ 5.5。

2. 加尿液　取测定管和对照管各 1 支,分别加入尿液 4.0ml。

3. 加反应液　测定管中加 2.0mol/L 乙酸缓冲液 1.0ml,混匀。按每 10ml 尿液 1.0g 的比例加入氯化钠,即加入 0.4g 氯化钠,观察有无沉淀,若有则为黏蛋白,过滤除去。

4. 加热观察　将测定管置 56℃ 水浴 15 分钟,观察有无沉淀,如有则将试管于沸水浴中加热 3 分钟,反应液混浊变清或沉淀减少者为 BJP 阳性;若混浊加重则需进行以下验证。

5. 冷却观察　将煮沸的尿液趁热过滤,然后观察滤液在自然降温过程中的变化。如温度降至 56℃ 左右时滤液变为混浊,降至室温时又转为透明,则为 BJP 阳性。也可以浓硝酸法确证,用滴管将煮沸过滤后的尿液沿着装有浓硝酸的试管壁徐徐加入,但勿将两者混合,若界面处有白色环出现,则为 BJP 阳性。

6. 操作示意见图 4-4。

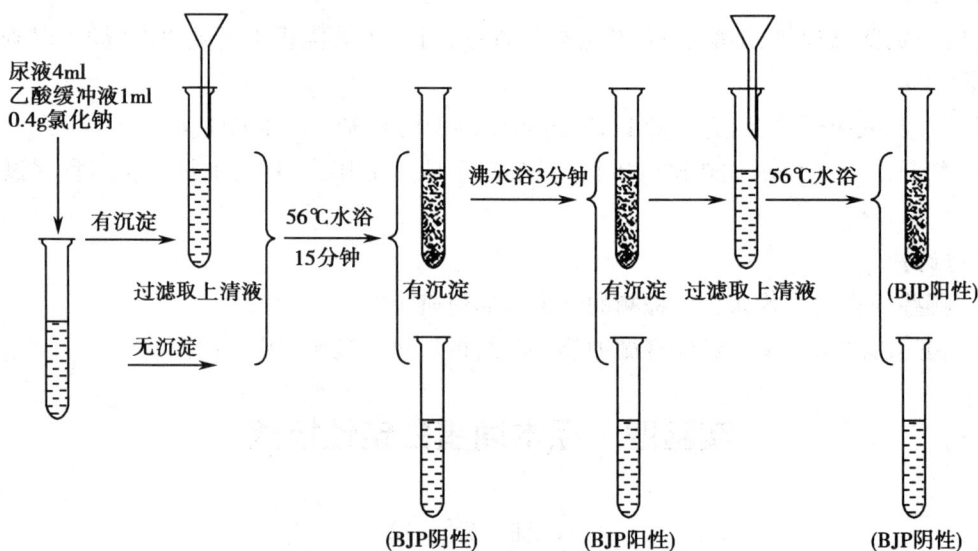

图 4-4　尿本周蛋白凝溶法操作示意图

【参考区间】　阴性。

【注意事项】

1. 标本

(1)尿液应新鲜清晰,以免其他蛋白质分解变性导致假阳性。

(2)如果尿液呈现明显混浊,须离心后取上清液进行检测。混浊尿标本不能用于凝溶法检查,需先用加热乙酸法沉淀普通蛋白质,然后趁热过滤,取上清液检查。

(3)尿标本中如有细菌,可使 BJP 凝溶特性消失。

2. 操作

(1)过滤时要迅速,并保持高温,不要振荡,防止 BJP 夹杂于其他沉淀的蛋白质中被过滤掉而造成假阴性。

(2)尿中 BJP 含量过高时,在 90℃ 不易完全溶解,需做阴性对照或将标本稀释。

(3)严格控制 pH:凝溶法最适 pH 为 4.5 ~ 5.5,pH 低于 4.0 时,分子聚合将受到抑制而呈假阴性。

3. 方法局限 本法灵敏度差,BJP 一般需大于 0.3g/L 才能检出,并且非所有的本周蛋白均具同样凝溶特性。

二、对-甲苯磺酸法

【目的】 熟悉尿本周蛋白定性检查的对-甲苯磺酸法。

【原理】 酸性环境中,对-甲苯磺酸能沉淀相对分子质量较小的本周蛋白,而对相对分子质量较大的清蛋白和球蛋白不起反应。

【材料】

1. 器材 离心机、试管架、试管(12mm × 100mm)、刻度吸管等。

2. 试剂

(1)120g/L 对-甲苯磺酸溶液:对-甲苯磺酸 120.0g 溶于 1000ml 蒸馏水中。

(2)冰乙酸。

3. 标本 新鲜尿液。

【操作】

1. 加尿液 取大试管 2 支,分别加入澄清尿液 1ml,作为测定管和对照管。

2. 加试剂 测定管中加 120g/L 对-甲苯磺酸溶液 0.5ml,对照管中加冰乙酸 0.5ml,两管分别混匀并静置 5 分钟。

3. 观察结果 ①阳性:测定管混浊加重或沉淀,对照管清晰透明或轻度混浊。②阴性:测定管清晰透明或与对照管相似。

【参考区间】 阴性。

【注意事项】

1. 标本 尿液要新鲜,以去除清蛋白和球蛋白的干扰,否则因蛋白质分解变性可导致假阳性。混浊尿液须先行离心取上清液。

2. 结果观察 尿中其他球蛋白 >5.0g/L 可出现假阳性,需进行确证试验。确证试验常选用免疫固定电泳法,该法特异性高,可区分 κ 或 λ 轻链类型,如果尿中 BJP 含量低,则需先浓缩(10 ~ 50倍),检测时,应同时进行患者血清、健康人血清的对照和参比。

3. 药物干扰 服用利福平类抗结核药的患者可出现尿液 BJP 阳性。

【讨论】

1. 温度对凝溶法本周蛋白定性试验的影响有哪些? 实验条件如何控制?

2. 进行对-甲苯磺酸法与免疫固定电泳法的方法学比较。

(江新泉)

实验五 尿葡萄糖班氏法定性检查

【目的】 掌握尿葡萄糖班氏(Benedict)定性检查的方法。

【原理】 葡萄糖含有醛基,在高热、碱性溶液中,能将试剂中蓝色硫酸铜还原为黄色氢氧化亚铜,出现红色氧化亚铜沉淀(图 4-5)。

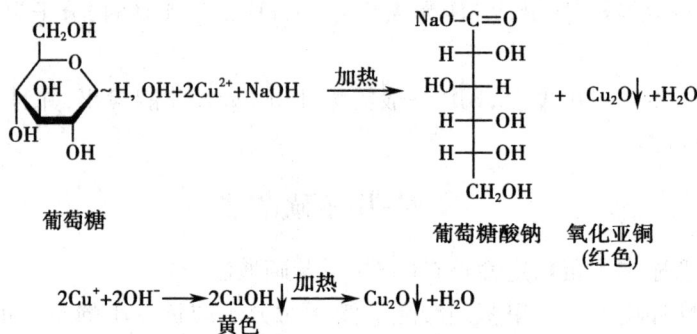

图 4-5 尿糖班氏定性测定反应式

【材料】

1. 器材 大试管、试管夹、试管架、5ml 刻度吸管、吸耳球、滴管、乳胶吸头、酒精灯。

2. 试剂

（1）甲液：枸橼酸钠（$Na_3C_6H_5O_7 \cdot 2H_2O$）42.5g，无水碳酸钠 25.0g，蒸馏水 700ml，加热助溶。

（2）乙液：硫酸铜（$CuSO_4 \cdot 5H_2O$）10.0g，蒸馏水 100ml，加热助溶。

甲液、乙液均冷却后，将乙液缓慢倾入甲液中，边加边不断搅拌混匀，最后补充蒸馏水至 1000ml，即班氏试剂。如溶液不清晰透明需进行过滤处理。

试剂配制过程中的反应见图 4-6。

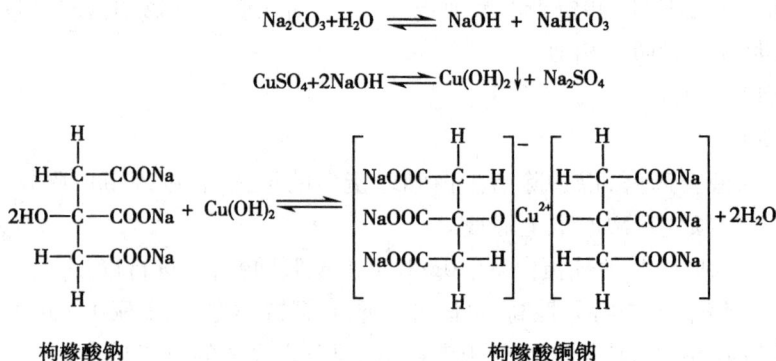

图 4-6 班氏试剂配制过程反应式

3. 标本 新鲜尿液。

【操作】

1. 鉴定试剂 取试管 1 支，加入班氏试剂 1.0ml，摇动试管徐徐加热沸腾 1 分钟，观察试剂有无颜色及性状变化。若试剂仍为清晰透明蓝色，可用于实验，若煮沸后出现沉淀或变色则不能使用。加入 5g/L 葡萄糖 2 滴，应呈阳性反应。

2. 加尿液 加离心后尿液 0.2ml（约 4 滴）于已鉴定的班氏试剂中，混匀。

3. 加热煮沸 继续煮沸 1~2 分钟，自然冷却。

4. 判断结果 按表 4-3 判断尿糖定性结果（含量）。

5. 操作示意（图 4-7）。

表 4-3 Benedict 尿糖定性结果判断

反应现象	报告方式	葡萄糖含量 N(mmol/L)
仍呈透明蓝色	−	/
蓝色中略带绿色,但无沉淀	±	N < 6
绿色,伴少许黄绿色沉淀	+	6 ≤ N < 28
较多黄绿色沉淀,以黄为主	++	28 ≤ N < 55
土黄色混浊,有大量沉淀	+++	55 ≤ N < 110
大量棕红色或砖红色沉淀	++++	N ≥ 110

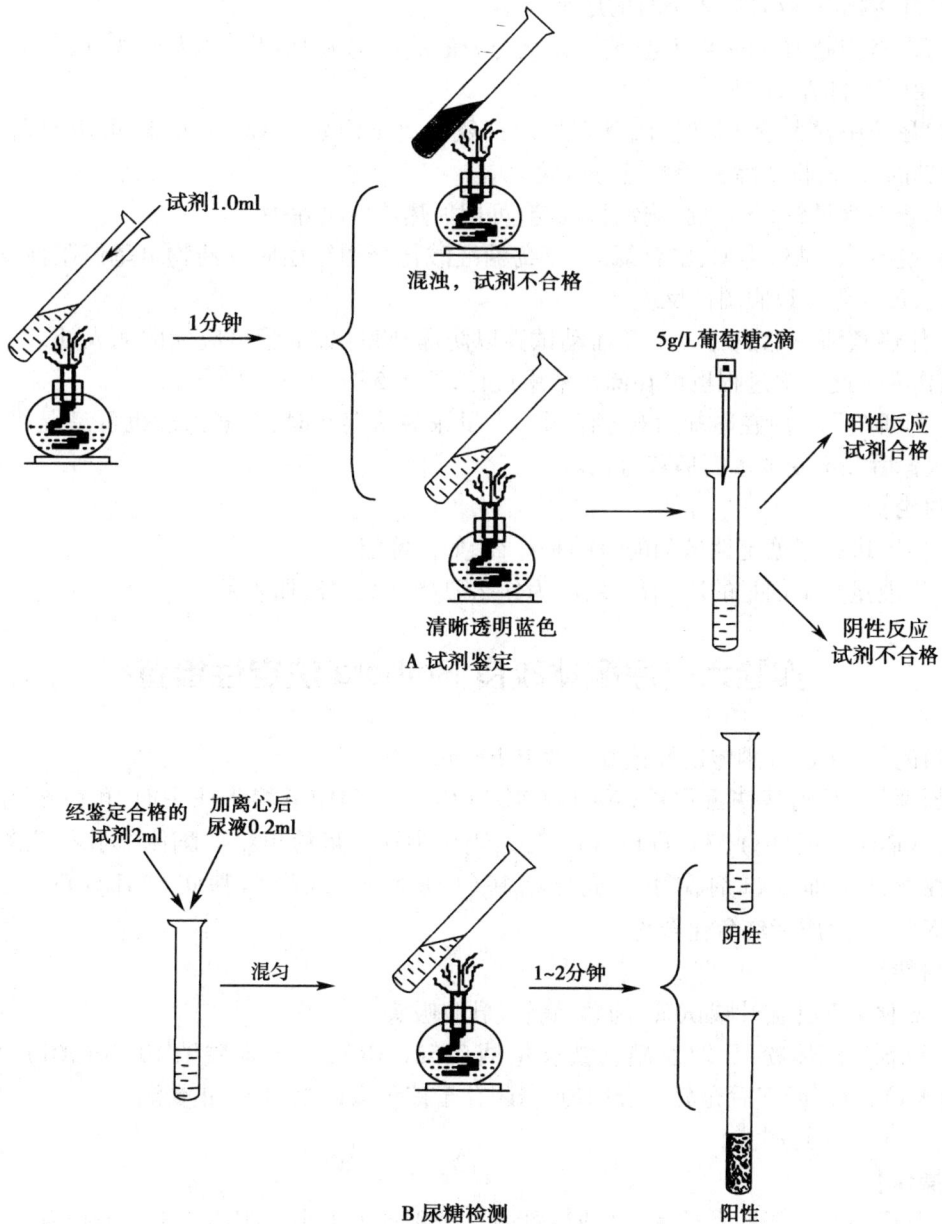

图 4-7 尿糖班氏法操作示意图

【参考区间】 阴性。

【注意事项】

1. 试剂

(1)配制试剂:试剂配制过程中可产生 $Cu(OH)_2$,为避免 $Cu(OH)_2$ 沉淀,加入亲水性掩蔽性螯合物形成剂——枸橼酸钠,枸橼酸钠可与铜离子形成可溶性络盐-枸橼酸铜钠。

(2)鉴定试剂:此步骤既检测了试剂的质量,又消除了维生素 C 的干扰。维生素 C 可以引起假阳性结果。

2. 标本

(1)尿液应新鲜,久置尿液因细菌繁殖消耗葡萄糖,可使结果偏低或造成假阴性。糖尿病患者宜检测空腹或餐后 2 小时的尿液标本。

(2)严格控制加入的尿液量,使得试剂与尿液的比例为 10:1。如果尿液过量,可发生尿酸盐沉淀而影响结果的观察。

(3)尿液中含大量铵盐时,因其可形成铜氨铬离子而妨碍 Cu_2O 沉淀,可用预先加碱煮沸数分钟的方法,将氨除去后再进行试验。

(4)蛋白含量较高时也影响铜盐沉淀,可用加热乙酸法除去。

(5)链霉素、维生素 C、水合氯醛、葡萄糖醛酸化合物等还原性药物可呈假阳性反应;大黄、黄连、黄芩等可致假阴性反应。

3. 加热煮沸 加热时应不断摇动试管以防爆沸喷出,试管口应朝向无人处,以免操作中不慎伤人。此煮沸过程也可在沸水浴中进行,放置 5 分钟。

4. 判断结果 应在冷却后观察结果。大量尿酸盐存在时,其煮沸后也可呈混浊并带绿色,但久置后并不变黄色而呈灰蓝色。

【讨论】

1. 鉴定班氏尿糖定性试剂的目的是什么,如何鉴定?

2. 尿液量与试剂量的比例是多少,为什么要严格此尿液加入量?

实验六 尿酮体改良 Rothera 法定性检查

【目的】 掌握尿酮体定性检查的改良 Rothera 法。

【原理】 亚硝基铁氢化钠($Na_2Fe(NO)(CN)_5 \cdot 2H_2O$)溶于尿中时,可分解为 $Na_4Fe(CN)_6$、$NaNO_2$、$Fe(OH)_3$ 和 $[Fe(CN)_5]^{3-}$。当尿中存在可检出量的酮体(丙酮、乙酰乙酸)时,碱性条件下即与试剂作用生成异硝基(HOON =)或异硝基胺($NH_2OON =$),再与 $[Fe(CN)_5]^{3-}$ 生成紫红色化合物。

【材料】

1. 器材 凹孔玻片或试管、药匙、滴管、乳胶吸头。

2. 试剂 酮体粉:称取亚硝基铁氢化钠 0.5g(AR),无水碳酸钠 10.0g(AR),硫酸铵 10.0g(AR),分别研细后充分混合均匀,密闭存于棕色磨口瓶内,防止受潮。

3. 标本 新鲜尿液。

【操作】

1. 加酮体粉 于凹孔玻片上(或试管内),分别加入 1 小勺酮体粉于 2 个孔内,1 孔为测定孔,1 孔为对照孔。

2. 滴加尿液　滴加尿液 2~3 滴于测定孔的酮体粉上,以完全将酮体粉浸湿为宜。

3. 观察结果　观察测定孔酮体粉颜色变化,并与对照孔比较,5 分钟内出现紫色为阳性。按表 4-4 判断尿酮体定性结果。

表 4-4　改良 Rothera 法尿酮体定性结果判断

反应现象	结果判断	报告方式
立即出现深紫色	强阳性	+++ ~ ++++
立即呈现淡紫色后渐转深紫色	阳　性	++
逐渐呈现淡紫色	弱阳性	+
5 分钟内无紫色出现	阴　性	－

【参考区间】　阴性。

【注意事项】

1. 标本　乙酰乙酸不稳定,丙酮易挥发,因此标本应用新鲜尿液。

2. 试剂

(1)配制试剂:试剂必须使用分析纯(AR),配制前分别将各种试剂烘干、称量和研细,再混合均匀。

(2)保存试剂:试剂易受潮失效,应密闭、干燥、妥善保存。受潮的试剂或久置后色泽变黄的试剂都不能使用。

3. 反应温度　本反应在试剂与尿液接触时因产热而使氨释出,因此实验室室温过低时(如冬天),可在 30℃ 水浴箱中完成。

4. 判断结果　尿液内如存在大量非晶型尿酸盐时,可能出现橙色反应影响结果判断,用离心的方法可去除尿酸盐干扰。

【讨论】

1. 不能使用陈旧尿液标本进行试验,为什么?

2. 尿酸盐的干扰可以用加热的方法去除吗?

实验七　尿胆红素 Harrison 法定性检查

【目的】　掌握尿胆红素定性检查的 Harrison 法。

【原理】　用硫酸钡吸附尿液中胆红素,吸附物(钡盐 + 胆红素)与三价铁(Fe^{3+})反应,被氧化为胆青素、胆绿素和胆黄素的复合物,可显蓝绿色、绿色或黄绿色。

【材料】

1. 器材　离心管或试管、试管架、5ml 刻度吸管、吸耳球、乳胶吸头、滴管、离心机。

2. 试剂

(1)100g/L $BaCl_2$ 溶液:氯化钡($BaCl_2 \cdot 2H_2O$)10.0g,溶于 100ml 蒸馏水。

(2)Fouchet 试剂:100g/L $FeCl_3$ 溶液 10ml,250g/L 三氯乙酸溶液 90ml,充分混合后备用。

(3)饱和 $BaCl_2$ 溶液:称取氯化钡 30.0g,溶于 100ml 蒸馏水。

3. 标本 新鲜尿液。

【操作】

1. 加尿液 取尿液 5ml 于 10ml 离心管中。

2. 吸附胆红素 加 100g/L 的 $BaCl_2$ 溶液 2.5ml 于尿液中,充分混匀,此时出现白色硫酸钡沉淀($BaSO_4$)。离心沉淀 3~5 分钟,弃上清液。

3. 加试剂 向沉淀表面加 Fouchet 试剂 2 滴,放置片刻后观察沉淀表面或沉淀颜色的变化。

4. 判断结果 按表 4-5 判断尿胆红素定性结果。

表 4-5 Harrison 法尿胆红素定性结果判断

反应现象	结果判断	报告方式
沉淀即刻变为蓝绿色	强阳性	+++
沉淀变为绿色	阳性	++
沉淀逐渐变为淡绿色	弱阳性	+
长时间不变色	阴性	−

【参考区间】 阴性。

【注意事项】

1. 标本 ①胆红素极不稳定,极易在阳光照射下被氧化,造成假阴性结果,因此尿液标本应新鲜,并避光收集,及时送检。②尿液呈碱性,可降低反应的灵敏度,因此碱性尿液宜加乙酸使其酸化后再测定。

2. 吸附胆红素 $BaSO_4$ 的作用是吸附胆红素,当试验中不产生沉淀应考虑尿液中是否含有足够量的硫酸根离子(SO_4^{2-}),可滴加硫酸铵试剂 1~2 滴以增加 SO_4^{2-} 的浓度,促使沉淀的生成。

3. 加试剂 Fouchet 试剂按每 5ml 尿液 2 滴的量加入。加入过少,可影响呈色反应;加入过多,会使胆红素完全氧化成胆黄素而不显绿色,引起判断错误,此种情况常被误认为阴性反应。

4. 判断结果 某些药物,如大量牛黄、熊胆粉、水杨酸、阿司匹林易产生紫红色反应,干扰对结果的判断。

5. 灵敏度 Harrison 法灵敏度较高,为 $0.9\mu mol/L$ 或 $0.5mg/L$。

【讨论】

1. 加入 $BaCl_2$ 的作用是什么?如果没有此溶液,能否采用其他试剂?

2. 为什么要避光收集和保存尿液标本,可采用哪些措施?

(粟 军)

实验八 尿胆素原改良 Ehrlich 法定性检查

【目的】 掌握尿胆原定性检查的改良 Ehrlich 法。

【原理】 尿胆原在酸性条件下与对二甲氨基苯甲醛反应,生成樱红色化合物,该反应与尿胆原分子中的吡咯环有关,颜色的深浅可反映尿胆原的含量。

【材料】

1. 器材　中试管(10mm×150mm),白色衬纸,离心机,刻度吸管等。

2. 试剂

(1)Ehrlich 试剂:称取对二甲氨基苯甲醛 2.0g,溶于 80ml 蒸馏水,再缓慢加入浓盐酸 20ml,混匀,贮存于棕色试剂瓶中备用。

(2)无水氯化钙和蒸馏水。

3. 标本　新鲜尿液。

【操作】

1. 除去尿中胆红素　取 5ml 尿液,加入中试管,再加无水氯化钙 0.25g,混合后过滤(或离心 2~3 分钟)。移取滤液(或上清液)备用。

2. 加 Ehrlich 试剂　向滤液或上清液中,按 10∶1 的比例加入 Ehrlich 试剂(约 0.5ml),混合,室温静置 10 分钟。

3. 观察结果　在白色背景下从管口向管底观察颜色变化,按表 4-6 判断尿胆原定性结果。

表 4-6　改良 Ehrlich 法尿胆原定性结果判断

颜色变化	结果判断	报告方式
不变色,加温后也无反应	阴性	−
10 分钟后呈微红色	弱阳性	+
10 分钟后呈樱红色	阳性	++
立即呈深红色	强阳性	+++

4. 稀释阳性标本　如尿胆原呈阳性,则将待检尿液以蒸馏水分别稀释为 1∶10、1∶20、1∶40、1∶80 和 1∶160 等,再按上述程序重新检查。如稀释 1∶160 以上仍为阳性则不再稀释。

5. 结果报告　尿胆原定性检查(改良 Ehrlich 法):阴性或阳性(若为稀释后的标本,需以试验出现阳性的最高稀释倍数作报告)。

【参考区间】　弱阳性(1∶20 稀释后阴性)。

【注意事项】

1. 测定前应先以乙酸调节 pH 至弱酸性。

2. 标本温度要求在 20℃左右。

3. 若尿胆原定性阴性,可加做尿胆素定性试验予以验证,以免因标本不慎久置造成假阴性。

【讨论】　影响尿胆原定性结果准确性的因素主要有哪些?如何避免?

实验九　尿液有形成分检查

一、非染色显微镜检查法

【目的】　掌握尿液有形成分非染色直接显微镜检查的内容和方法,熟悉尿液有形成分定量计数板的构造和使用方法。

【原理】 在显微镜下观察尿液中细胞、管型、结晶等有形成分的形态特征,识别并记录其在一定显微镜视野内的数量(或换算为一定体积尿液中数量)。

【材料】

1. 器材

(1)10ml 刻度离心管:尖底、带盖、透明、刻度清晰。滴管,载玻片及盖玻片(18mm × 18mm)。尿液有形成分定量计数板。

(2)仪器:显微镜、水平式离心机。

2. 标本 新鲜尿液。

【操作】

1. 未离心尿液直接涂片镜检法

(1)混匀尿液:充分混匀尿液标本。

(2)制备涂片:取混匀的尿液 1 滴于载玻片上,用小镊子轻轻加上盖玻片,注意防止产生气泡。

(3)显微镜下观察、计数有形成分:①先用低倍镜(10×10 倍)视野观察全片细胞、管型、结晶等有形成分的分布情况,再用高倍镜(10×40 倍)视野确认。②确认后的管型,在低倍镜下至少观察计数 20 个视野;在高倍镜至少计数 10 个视野;结晶按高倍镜视野中分布面积估计量;计数时注意细胞的形态、完整性,有无其他异常巨大细胞、寄生虫卵、滴虫、细菌和黏液丝等。非染色尿液标本各种有形成分模式图见图 4-8 ~ 图 4-10,主要识别和鉴别特征见表 4-9 ~ 表 4-11。

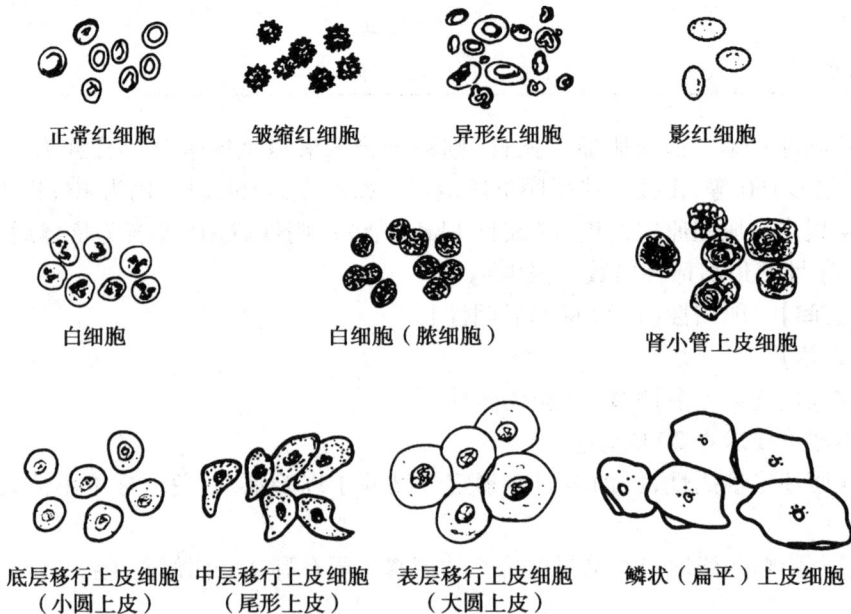

图 4-8 尿液各种细胞模式图

(4)结果报告:①细胞:最低数 ~ 最高数/HPF。②管型:最低数 ~ 最高数/LPF。③结晶、细菌、真菌、寄生虫:按高倍镜视野中分布范围估计报告,常用" + "表示。

2. 离心尿液直接涂片镜检法

(1)离心沉淀尿液标本:充分混匀尿液标本,吸取混匀尿液 10ml 置刻度离心管内,在水

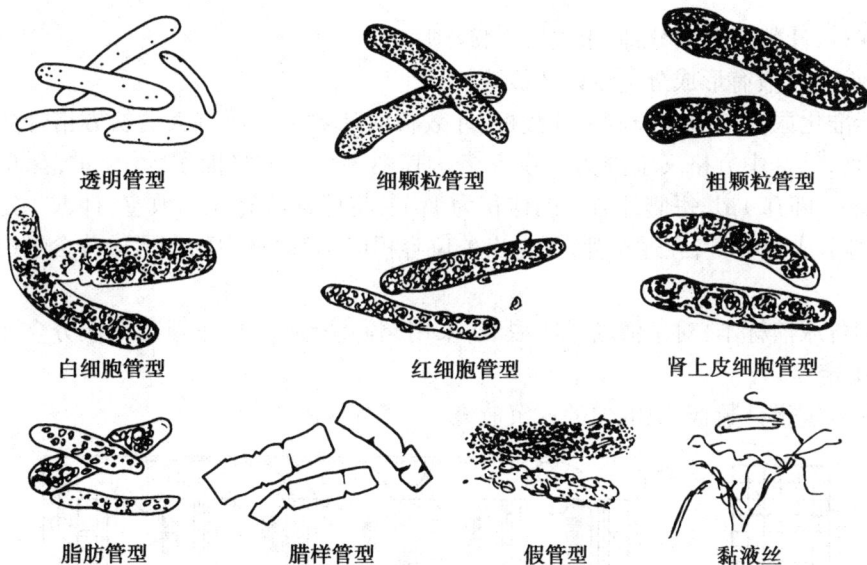

图 4-9　尿液各种管型模式图

透明管型　　　细颗粒管型　　　粗颗粒管型

白细胞管型　　　红细胞管型　　　肾上皮细胞管型

脂肪管型　　　腊样管型　　　假管型　　　黏液丝

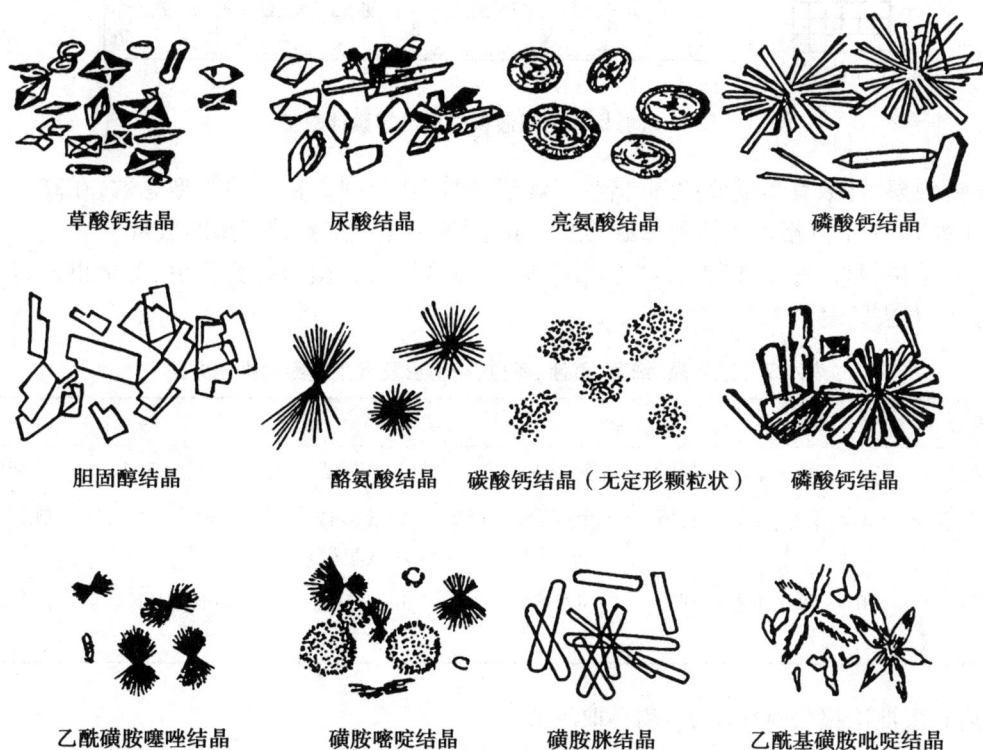

图 4-10　尿液各种结晶模式图

草酸钙结晶　　　尿酸结晶　　　亮氨酸结晶　　　磷酸钙结晶

胆固醇结晶　　酪氨酸结晶　碳酸钙结晶（无定形颗粒状）　磷酸钙结晶

乙酰磺胺噻唑结晶　磺胺嘧啶结晶　磺胺脒结晶　乙酰基磺胺吡啶结晶

平式离心机(离心半径为 16cm)内,以 1500rpm(RCF 约 400g)离心 5 分钟。

(2)留取沉淀物:用滴管吸去离心管内上清液(特制离心管可一次性倾倒弃上清液),留管底含有形成分的尿沉渣 0.2ml。

(3)制备涂片:混匀尿沉渣,取 1 滴(约 50μl)于载玻片上,用小镊子加盖玻片,防止产生气泡。

（4）观察、计数有形成分：同未离心直接涂片法。

3. 标准化尿液有形成分定量计数板法

（1）标准化尿液有形成分定量计数板：计数板的计数室一侧有大的长方格计数区，内含10个中方格，每个中方格又细分为9小方格。其中每个中方格面积为$1mm^2$，深$0.1mm$，容积为$0.1mm^3$，即$0.1\mu l$，每侧计数室的体积为$1\mu l$。将尿标液充入计数室，计数一定10个中方格内的有形成分数量，经过换算，可得出单位容积（$1\mu l$）尿液中的有形成分含量（细胞或管型数/μl）。

（2）制备尿液标本：对于清晰透明尿液，采用离心浓缩法；如尿液有形成分含量丰富，可直接镜检测定。

（3）充入定量计数板：取混匀的尿沉渣充入计数室（图4-11）。

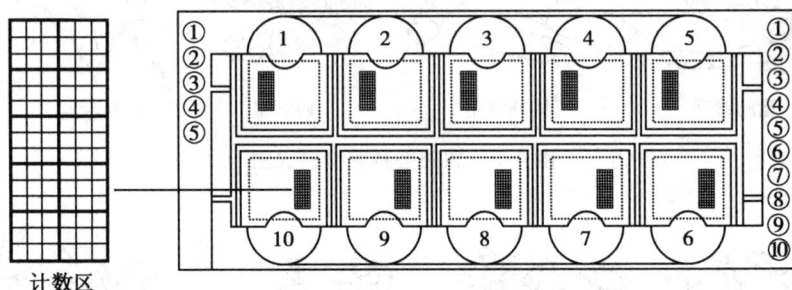

计数区

图4-11 标准化尿液有形成分定量计数板

（4）观察、计数有形成分：在低倍镜下观察计数10个中方格内的管型总数，在高倍镜下观察计数10个中方格内的细胞总数，计算$1\mu l$尿液中某种细胞或管型的数量。

（5）结果报告：细胞、管型：以"个/μl"表示。尿结晶、细菌、真菌、原虫、寄生虫及寄生虫卵的报告方法见表4-7。

表4-7 尿结晶、细菌、真菌、原虫、寄生虫及寄生虫卵的报告方法

成分	−	±	+	++	+++	++++
结晶	0	散在于数个视野	占视野1/4	占视野1/2	占视野3/4	满视野
细菌及真菌	0	散在于数个视野	各个视野均可见	数量多或呈团块状集聚	难于计数	满视野
原虫、寄生虫卵	0	散在于数个视野	1~4/HPF	5~9/HPF	>10/HPF	满视野

离心沉淀法报告时须注明"离心取沉渣"

【参考区间】 尿液有形成分的参考区间见表4-8。

表4-8 尿液有形成分的参考区间

方法	红细胞	白细胞	透明管型	上皮细胞	结晶	细菌和真菌
混匀一滴尿法	0~偶见/HPF	0~3/HPF	0~偶见/LPF	少见	少见	—
离心非定量法	0~3/HPF	0~5/HPF	0~偶见/LPF	少见	少见	

续表

方法	红细胞	白细胞	透明管型	上皮细胞	结晶	细菌和真菌
标准化定量 分析板计数法	男 $0 \sim 5/\mu l$ 女 $0 \sim 24/\mu l$	男 $0 \sim 12/\mu l$ 女 $0 \sim 26/\mu l$	$0 \sim 1/\mu l$ （不分性别）	少见	少见	极少见
尿液有形成分 定量计数仪法	男 $0 \sim 4/\mu l$ 女 $0 \sim 5/\mu l$	男 $0 \sim 5/\mu l$ 女 $0 \sim 10$ 个 $/\mu l$	$0 \sim 1/\mu l$ （不分性别）	难以检出	难以检出	难以检出
1 小时尿液有形成 分排泄率（成人）	男性 <3 万/小 时；女 性 <4 万/小时	男性 <7 万/小 时,女 性 <14 万/小时	$<3400/$小时 （不分性别）	难以检出	难以检出	难以检出

【注意事项】

1. 使用合格的尿液标本　①采用新鲜中段尿,防止生殖道分泌物混入。②排尿后 1 小时之内完成检查,或加甲醛并冷藏。③调整尿液 pH 5.5 左右,以免管型破坏、细胞溶解。④针对混浊尿液:可加热消除非晶形尿酸盐、加乙酸溶解非晶形磷酸盐。⑤尿比重可影响受检者有形成分形态,检查前不宜大量饮水。⑥尿液有形成分含量丰富者,可采用非离心尿液直接镜检。

2. 使用合格器材　显微镜、离心机、刻度离心管、盖玻片等器材均应符合要求。

3. 未离心尿液直接涂片镜检法仅适用于尿液外观明显混浊者。

4. 遵守操作规程　①尿液标本离心、涂片、镜检的条件应保持一致,以便对比。②离心力和时间应控制准确,离心后手持离心管 45°～90°倾去上层尿液。③显微镜光线要适当:非染色尿液标本的有形成分的分辨率和对比度较低,在进行普通光学显微镜观察时要采用稍弱的光线有利于形态识别,尤其是透明管型,如果亮度较大很容易漏掉。④正确的观察方式:显微镜的使用要遵循先低倍镜观察有形成分分布情况,后用高倍镜仔细分辨的原则。按照标准化要求观察足够的视野范围,即检查细胞应观察 10 个高倍镜视野,检查管型应观察 20 个低倍镜视野。

5. 注意形态相似有形成分之间的鉴别　尿液中红细胞及类似沉淀物鉴别见表 4-9。尿液中白细胞、肾小管上皮细胞、底层移动上皮细胞鉴别见表 4-10。尿液中红细胞、白细胞和上皮细胞三种细胞管型的鉴别见表 4-11。

表 4-9　尿液中红细胞及类似沉淀物鉴别

鉴别内容	红细胞	真菌	脂肪球	球形草酸钙结晶
形态	淡红色,圆盘状	无色,椭圆形	无色,正圆形	圆或椭圆形
折光性	弱	强	强	强
大小	一致	不一致	明显不一致	不一致
排列	无规律	芽状、单个或链状	散在	常与典型信封样、草酸钙结晶并存
加蒸馏水*	破坏	不破坏	不破坏	不破坏
化学试验	潜血试验（＋）	潜血试验（－）	苏丹Ⅲ染色（＋）	潜血试验（－）

* 加 5 倍量以上,与尿液混匀振荡 15 分钟,再离心沉淀镜检观察

表 4-10 尿液中白细胞、肾小管上皮细胞、底层移动上皮细胞鉴别

细胞名称	白细胞	肾小管上皮细胞	底层移行上皮细胞
大小	10~14μm	比白细胞略大 1/3	比肾小管上皮细胞略圆或卵圆形、多边形或不规则形
形态	圆形、脓细胞时边缘不整	多边形可不规则形	圆或卵圆形
核形	分叶形、加酸后明显结构紧密	核大、圆形,结构细致,染色后明显	圆形稍大,结构细微,染色后明显
胞质颗粒	胞质多,脓细胞中可有多种颗粒	胞质少,胞质可含不规则颗粒、脂肪滴等,偶见含铁血黄素颗粒	胞质稍多,一般无颗粒
过氧化物酶	中性粒细胞呈阳性	阴性	阴性
其他	常见于炎症	可见于肾实质损害	偶见于炎症

表 4-11 尿液中红细胞、白细胞和上皮细胞三种细胞管型的鉴别

管型名称	红细胞管型	白细胞管型	上皮细胞管型
颜色	淡黄或微褐色	无色可灰白色	无色或灰白色
大小(μm)	7~9	10~14	13~18
核形	无核	分叶形核	类圆形核
加 10% 乙酸	红细胞溶解	白细胞核形更清晰	上皮细胞核形更清晰
过氧化物酶	阴性	阳性	阴性
背景细胞	散在的红细胞	散在的白细胞	散在的上皮细胞

6. 提供完整的检验报告 除完整、规范地报告检验结果外,报告单上还应注明尿液留取时间、标本收到时间及检测完成时间、尿液标本是否离心浓缩等。

二、染色后显微镜检查法

【目的】 掌握 Sternheimer-Malbin(S-M)染色尿液有形成分显微镜检查的方法、染色后尿液有形成分的形态特点。

【原理】 尿沉渣中的有形成分,特别是细胞和管型经 S-M 染色液中的结晶紫和沙黄染色后,细胞质、细胞核呈现不同颜色,形态清晰,对比度明显,易于识别。

【材料】

1. 器材 同非染色法尿液有形成分显微镜检查。

2. 试剂 S-M 染色液的贮存液。

(1)Ⅰ液:结晶紫 3.0g、草酸铵 0.8g,溶于 95%(V/V)乙醇 20.0ml、蒸馏水 80.0ml 中,冷藏保存。

(2)Ⅱ液:沙黄 O(safranin O)0.25g 溶于 95%(V/V)乙醇 10.0ml、蒸馏水 100ml 中。

(3)S-M 染色液应用液:Ⅰ液、Ⅱ液按 3:97 混合,过滤后贮存于棕色瓶,冷藏保存。室温下可保存 3 个月。

3. 标本 新鲜尿液。

【操作】

1. 标本准备　将尿液离心,使有形成分浓缩50倍。操作步骤同非染色尿液之离心尿液非定量镜检法。

2. 染色　向尿沉渣管中加入1滴S-M染色液应用液,混匀静置3分钟。

3. 制备涂片或充液　将染色的尿沉渣充分混匀,依非染色尿液之离心尿液非定量镜检法制备涂片,或充入尿液有形成分定量计数板的计数室。

4. 有形成分计数　将涂片或计数板水平放置在显微镜载物台上,根据尿液各种有形成分S-M染色特点(表4-12),观察、计数尿液中各种有形成分。观察内容及范围同非染色法尿液有形成分显微镜检查。

表4-12　尿液各种有形成分S-M法染色特点

有形成分	染色特点
红细胞	淡紫色
白细胞:浓染细胞	细胞质淡红色、核深红紫色、为老化死亡细胞
白细胞:淡染细胞	细胞质不着色、核蓝色
白细胞:闪光细胞	淡蓝色或几乎无色、细胞质内颗粒呈布朗运动
上皮细胞	细胞质淡红色、核紫红色
透明管型、颗粒管型	淡红色、紫色
细胞管型	深蓝色
滴虫	蓝色或紫色、易见鞭毛及轴柱
细菌	活菌不着色或略带淡红色;死菌着紫色

5. 报告方式　同非染色法尿液有形成分显微镜检查。

【注意事项】　染色时间要适当,染色过久可引起淡染细胞向浓染细胞过渡,也会使闪光细胞失去布朗运动特征。标本制作及有形成分识别同非染色法尿液有形成分显微镜检查。

【参考区间】　同非染色法尿液有形成分显微镜检查。

三、尿液有形成分定量计数仪法

【目的】　熟悉尿液有形成分定量计数仪器设备的工作原理和工作方式。

【原理】　尿液有形成分定量计数仪的自动进样系统把定量尿沉渣吸入,并重新悬浮在流动计数池内,其中有$5\mu l$在流动计数池的中央视野中,该视野可被显微镜观察到,根据细胞、管型的形态特征,人工观察、计数一定视野范围内的数量,从而达到定量计数的目的。

【材料】

1. 器材　尿液有形成分定量计数仪。该装置主要由流动计数池、显微镜和计算机控制系统组合而成。流动计数池的大小与标准的载玻片相同,用激光刻有4个大格(容积为$1\mu l$),每个大方格又分为25个小方格,每个小方格容积为$0.01\mu l$。

2. 标本　新鲜尿液。

【操作】

1. 启动仪器　连接好流动计数池、显微镜和计算机控制系统,接通电源,仪器准备就绪。

2. 准备尿液标本　过程同非染色法和染色法尿液有形成分显微镜检查。

3. 进样 把混匀的尿沉渣置入仪器进样口,按动进样键。

4. 观察、计数有形成分 观察流动计数池中央视野中的有形成分。计数 1 个小方格内细胞数,结果乘以 100 或计数 10 个小方格内的细胞总数乘以 10,换算出 1μl 尿液中的细胞数。计数 1 个大方格内的管型数,结果乘以 4,即换算出 1μl 尿液中的管型数。

5. 结果报告 同尿液有形成分定量计数板法。

【参考区间】 尿液有形成分的参考区间见表4-8。

【注意事项】

1. 仪器特别是进样装置要定期维护、清洁和消毒。

2. 其他 如尿液标本、器材、操作步骤及结果报告的要求,同非染色尿液显微镜检查法。

四、1 小时尿液有形成分排泄率测定

【目的】 熟悉 1 小时尿液有形成分排泄率的测定方法。

【原理】 在正常生活不受限制的情况下,准确留取 3 小时的全部尿液。取混匀尿液离心、浓缩 10 倍,充入改良牛鲍血细胞计数板的计数室中,计数一定体积尿沉渣中的红细胞、白细胞或管型数,然后换算为 1 小时尿液中相应的细胞、管型的数量。

【材料】

1. 器材 量筒、刻度离心管、改良牛鲍血细胞计数板、离心机。

2. 标本 新鲜尿液。

【操作】

1. 收集标本 收集上午 6 ~ 9 时尿液标本,开始留尿时先排尿并弃去,再准确收集此后 3 小时内的全部尿液。

2. 记录样本量 用量筒准确测定 3 小时内的全部尿量(精确至 ml),并作记录。

3. 离心 取混匀的尿液 10ml,置于刻度离心管内,1500rpm 离心 5 分钟。

4. 提取尿沉渣 弃去上层尿液 9ml,留取离心管底部尿沉淀物 1ml。

5. 充液计数 取混匀尿沉渣 1 滴充入计数板的计数室,细胞计数 10 个大方格,管型计数 20 个大方格。

6. 计算

$$1 \text{ 小时细胞数} = 10 \text{ 个大方格细胞总数} \times \frac{1000}{10} \times \frac{3 \text{ 小时尿总量(ml)}}{3}$$

$$1 \text{ 小时管型数} = \frac{20 \text{ 个大方格管型总数}}{2} \times \frac{1000}{10} \times \frac{3 \text{ 小时尿总量(ml)}}{3}$$

式中,1000 为每 ml 尿液换算成的 μl 数;10 为尿液浓缩倍数。

【参考区间】 尿液有形成分的参考区间见表4-8。

【注意事项】

1. 尿液应新鲜,pH 应在 6.0 以下,若为碱性尿,则血细胞和管型易溶解。

2. 待检尿液比重最好在 1.026 以上,如小于 1.016 为低渗尿,细胞易被破坏。

3. 如尿液中含多量磷酸盐时,可加入 1% 的乙酸 1 ~ 2 滴,使其溶解,但切勿加酸过多,以免红细胞及管型溶解;含大量尿酸盐时,可 37℃ 加温使其溶解,以便观察。

【讨论】 患者,女,52 岁,一年前诊断为肾小球肾炎,现因尿频、尿急就诊。检验科接收到的尿液呈淡黄色混浊,有刺激性氨味。干化学检查结果为:pH 8.0,SG 1.020,PRO + ,BLD

+++,LEU +,NIT −,GLU +,KET +,BIL −,URO ±。采用离心非染色直接涂片法进行显微镜检测,结果如下:红细胞 5 ~ 10/HPF,呈混合性;白细胞 10 ~ 15/HPF,可见闪光细胞;移行上皮细胞 2 ~ 5/HPF,偶见中层移行上皮细胞;细菌 ++,具有活动性。

1. 请分析尿液化学检查与显微镜检查的红细胞、白细胞结果是否相符,并说明理由。
2. 该报告还有哪些指标结果不可靠?为什么?
3. 对该患者进行尿液检验时应注意什么?

(郑文芝)

实验十　尿液干化学分析仪检查

【目的】　熟悉尿液干化学分析仪检测原理,掌握尿液干化学试带分析原理,熟悉仪器使用方法。

【原理】

1. 仪器检测原理　尿液中化学物质与干化学试带上检测模块的试剂发生颜色反应,呈色的深浅与尿液中相应物质的浓度呈正相关。将试带置于尿液分析仪的检测槽,各模块依次受到仪器特定光源照射,颜色及其深浅不同,对光的吸收反射也不同。颜色越深吸收率越高,反射率越小。仪器的球面积分仪将不同强度的反射光转换为相应的电信号,电流强度与反射光强度呈正相关,结合空白和参考模块经计算机处理校正为测定值,最后以定性和半定量的方式报告检测结果。

反射率计算公式:

$$R(\%) = (T_m \cdot C_s / T_s \cdot C_m) \times 100\%$$

式中,R 为反射率;T_m 为测试模块对测定波长的反射强度;T_s 为测试模块对参考波长的反射强度;C_m 为参考模块对测定波长的反射强度;C_s 为参考模块对参考波长的反射强度。

2. 试带分析原理

(1)试带构成:在长条形塑料片上每隔一定距离(约2mm)有一正方形试剂模块(5mm × 5mm),其中有两块集中在试纸条一端,分别是空白模块和尿液颜色参比模块,可作为对照使用;其余模块分别含有相应干式化学试剂(图 4-12)。

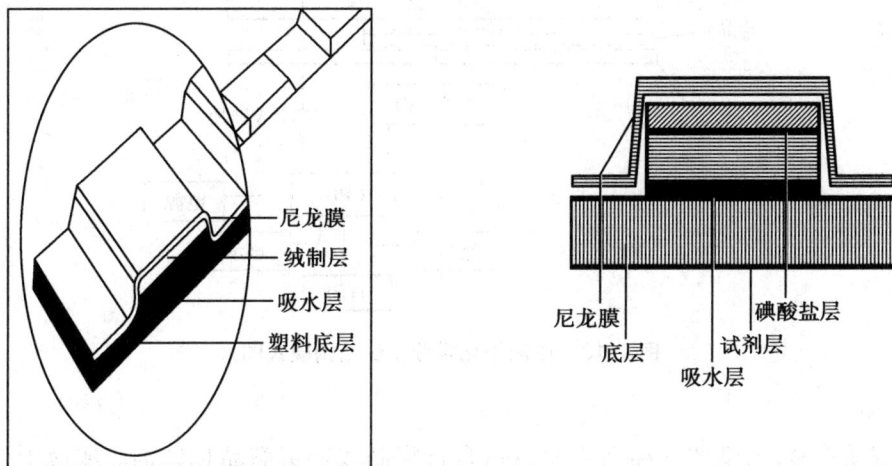

图 4-12　尿液干化学试带结构示意图

（2）检测项目和反应原理（表4-13）。

表4-13 检测项目和反应原理

检测项目	英文缩写	反应原理
酸碱度	pH	pH 双指示剂法
比重	SG	离子交换 pH 指示剂法
蛋白质	PRO	pH 指示剂蛋白误差法
葡萄糖	GLU	葡萄糖氧化酶法
酮体	KET	亚硝基铁氰化钠法
胆红素	BIL	偶氮法
尿胆原	URO	醛反应法,偶氮法
红细胞（或隐血）	RBC/ERY（Hb）	过氧化物酶法
亚硝酸盐	NIT	偶氮法
白细胞	LEU/WBC	中性粒细胞酯酶法
维生素 C	Vit C	还原法

【材料】

1. 仪器　尿液干化学分析仪。主要构成为：①试带进样装置,承接和转运多联试纸条进入检测区。②光学系统,包括提供特定波长的光源和光电检测器。③模块扫描装置。④模拟数字转换器。⑤微处理器。⑥打印输出系统（图4-13）。

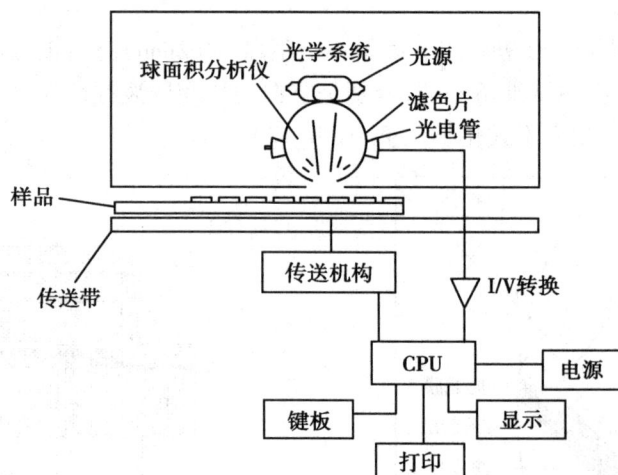

图4-13 尿液干化学分析仪结构模式图

2. 试剂

（1）尿质控液（含低浓度和高浓度）：可自行配制或购买商品化试剂。尿液干化学分析质控液成分及其预期值分别见表4-14、表4-15。

表 4-14　尿液干化学分析质控液配制方法

加入成分	低值质控液 加入量	含量(g/L)	高值质控液 加入量	含量(g/L)	阴性质控液 加入量	含量(g/L)
氯化钠(AR级,下同)	5.0g	5.0	10.0g	10.0	5.0g	5.0
尿素	5.0g	5.0	10.0g	10.0	5.0g	5.0
肌酐	0.5g	0.5	0.5g	0.5	—	0
葡萄糖	3.0g	3.0	15.0g	15.0	—	0
丙酮	—	0	2ml	1.6	—	0
氯仿	5ml	5ml	5ml	5ml	—	0
30%牛血清白蛋白	5.0ml	1.5	35ml	10	—	0
正常全血(Hb 130~150g/L)	—	0	0.1ml	0.013~0.015	—	0
蒸馏水加至	1000ml	—	1000ml	—	1000ml	—

表 4-15　尿液干化学分析质控液的预期值

测试项目	低值质控液	高值质控液	阴性质控液
pH	6	6	6
蛋白质	++	++++	−
葡萄糖	+	+++	−
酮体	−	+	−
比重	1.006	1.020	−
隐血	−	+~++	−

(2)尿液干化学试带和质控试带。

3. 标本　新鲜尿液 10ml。

【操作】

1. 开启电源　仪器开始自检过程,自检无误后进入测试状态。

2. 质控检测　将专用质控试带置于尿液干化学分析仪检测槽内,启动测试键,待仪器打印出质控试带测试结果,显示与定值结果"吻合"后,取回质控试带保存。

3. 混匀尿液　尿液标本充分混合,置于试管中。

4. 浸湿试带　将多联尿液干化学试带完全浸入尿液 1~2 秒,立即取出。沿试管壁沥去试带上多余尿液,必要时用滤纸吸去。

5. 仪器检测　将多联试带置于干化学尿液分析仪检测槽内,启动测试键。

6. 结果报告　仪器完成扫描试剂模块过程后,自动判读结果,以文字、加号等级或数字等方式直接打印出结果报告,通常会有两种结果形式,定性结果和半定量结果。某些试带筒上有标准色板,可用于停电或特殊情况下的肉眼目视判读结果,同样可以给出两种结果形式。

【参考区间】　尿液干化学试带法分析结果的参考区间见表 4-16。

表 4-16　尿液干化学试带法分析结果参考区间

项目	参考区间	项目	参考区间
酸碱度(pH)	5～7	尿胆原(URO)	－
尿比重(SG)	1.015～1.025	尿红细胞(RBC/ERY)或血红蛋白(Hb)	－
尿蛋白质(PRO)	－	尿亚硝酸盐(NIT)	－
尿葡萄糖(GLU)	－	尿白细胞(LEU)	－
尿酮体(KET)	－	尿维生素 C	20～100mg/L
尿胆红素(BIL)	－		

【注意事项】

1. 仪器使用

(1)环境要求:仪器最佳工作温度为 20～25℃。

(2)仪器保养:保持仪器试纸条检测槽的清洁和无尿渍污物残留,保证测试光路无污物和灰尘阻挡。

2. 仪器校准

(1)开机校正:部分仪器开机后虽会自动校正,但仍应每天坚持用仪器随机所带的校正带进行测定,观察测定结果与校正带标示结果是否一致,只有完全一致才能说明该仪器处于正常运转状态。

(2)检查仪器和多联试带的精确性:取人工尿质控液("高值"和"低值"浓度各 1 份)和自然尿液标本(正常尿液和异常尿液各 1 份),连续检测 20 次,观察每份标本每次检测是否在靶值允许的范围内(一般每次检测最多相差一个定性等级)。

3. 测试试带

(1)熟悉试带特性:必须了解所用试带各膜块反应原理、药物干扰以及参考区间等,掌握试带各检测项目的敏感度和特异性。同一检测项目,因不同厂家选用的色素原可能不同,致结果的呈色反应会出现颜色差异。另外,很多中间环节和干扰因素均可影响颜色变化,而导致假阳性或假阴性。表 4-17 为尿液干化学试带各分析模块的灵敏度、假阳性和假阴性原因分析。

表 4-17　尿液干化学试带检测项目及其反应特性

检测项目	灵敏度	假阳性原因	假阴性原因
酸碱度(pH)	尿 pH 在 4.5～9.0 之间变化	增高:久置后细菌繁殖或 CO_2 丢失	降低:试纸条浸尿液时间过长
比重(SG)	1.010～1.030(如 >1.030 尿液标本应稀释 1 倍后再测定)	尿蛋白、尿糖增高、造影剂致 SG↑	尿素 >10g/L,尿 pH <6.5 致 SG↓
蛋白(PRO)	对白蛋白敏感(70～100mg/L),对球蛋白、黏蛋白、本周蛋白敏感性差	奎宁、嘧啶、聚乙烯吡咯酮、洗必泰、磷酸盐、季铵类消毒剂、尿 pH >8	大剂量青霉素、尿 pH <3

续表

检测项目	灵敏度	假阳性原因	假阴性原因
葡萄糖（GLU）	250mg/L	H_2O_2 污染、强氧化性清洁剂	L-多巴、大量水杨酸盐、维生素 C 超过 500mg/L、氟化钠、高尿比重、尿酮体 >0.4g/L
酮体（KET）	乙酰乙酸:50~100mg/L,丙酮:400~700mg/L,β-羟丁酸:无反应	酞、苯、丙酮、羟喹啉、L-多巴代谢物、巯甲丙脯酸、甲基多巴	试纸条受潮、陈旧尿
胆红素（BIL）	5mg/L	吩噻嗪类或吩嗪类药物	维生素 C >500mg/L,亚硝酸盐、大量氯丙嗪、盐酸苯偶氮吡啶、光照
尿胆原（URO）	10mg/L	胆色素原、吲哚、吩噻嗪类、维生素 K、磺胺药	亚硝酸盐、光照、重氮药物、对氨基水杨酸
红细胞、隐血（RBC/ERY/BLD）血红蛋白(Hb)	RBC:10 个/μl,Hb:0.3~0.5mg/L	肌红蛋白、菌尿、氧化剂、不耐热的触酶	蛋白质、糖尿、维生素 C >0.1g/L
亚硝酸盐（NIT）	0.5~0.6mg/L	陈旧尿、亚硝酸盐或偶氮剂污染、含硝酸盐丰富的食物	尿胆原、尿 pH <6、维生素 C、尿量过多、食物含硝酸盐过低、尿于膀胱中贮留 <4 小时、非含硝酸盐还原酶细菌感染
白细胞（LEU/WBC）	25/μl	甲醛、毛滴虫属、氧化剂、高浓度胆红素、呋喃妥因	蛋白质、维生素 C、葡萄糖、大量庆大霉素或头孢氨苄
维生素 C	①C-Stix 试纸条:50mg/L ②Multi-Stix 试纸条:250mg/L	龙胆酸、L-多巴	

（2）注意保存条件:尿液试带应根据厂家推荐的条件（如温度、暗处等）进行存放和保存,并在有效期内使用。不得将试带放在直射光下照射或暴露在潮湿环境中,应保存在厂商提供的容器中,不可更换保存容器。

（3）规范实验操作:试带从冷藏冰箱中拿出后,不宜马上使用,而应等温度平衡至室温再打开筒盖。每次只取出所需要量的试带,并立即盖好筒盖。多余试带不得放回原容器,更不能合并各筒试带。

4. 室内质控　应使用"高值"和"低值"2 个浓度水平的质控尿液进行每日室内质控。任一模块阳性质控品测定结果不能为阴性,阴性质控品测定结果不能为阳性,阳性结果与"靶值"允许有 1 个定性等级的差异,超过此范围即为失控。

5. 标本要求　使用一次性洁净尿液容器,防止非尿液成分混入。标本收集后,应在 2 小时内完成测试。

6. 确证试验 ①尿白蛋白的确证试验为磺基水杨酸法。②尿葡萄糖的确证试验为葡萄糖氧化酶定量法。③尿胆红素的确证试验为 Harrison 法。④尿白细胞、红细胞的确证试验为尿沉渣显微镜检查。

7. 结果分析 分析检测结果要结合临床,必要时进行确证试验。

【讨论】

1. 尿液干化学试带保存的条件有哪些? 颜色很深的尿液,仪器结果是否可靠?

2. 尿液中高浓度维生素 C,对尿液干化学分析的哪些项目产生怎样的影响?

实验十一 全自动尿液有形成分分析仪检查

【目的】 熟悉全自动尿液有形成分分析仪的原理、测定项目。

【原理】

1. 流式细胞型尿液有形成分分析仪原理 特异性的核酸荧光素染料能对尿液中相应有形成分进行染色,经激光照射后,有形成分发出荧光强度、散射光强度及电阻抗信号,捕获、接收、转换、综合分析这些信号,能得到红细胞、白细胞、上皮细胞、管型和细菌的定量数据,各种有形成分的散射图和 RBC、WBC 直方图,尿液中红细胞形态信息和病理性管型、小圆上皮细胞、结晶、酵母样细胞等信息。

2. 影像捕获型尿液有形成分分析仪原理 仪器自动吸取未离心尿液标本,用 CCD 数字摄像机自动捕获 500 幅照片,进行数字化图像分析,与贮存有 26 000 幅图像的自动粒子识别软件进行比较,定量报告尿液中 12 种有形成分的数量,包括红细胞、白细胞、白细胞聚集、透明管型、未分类管型、鳞状上皮细胞、非鳞状上皮细胞、细菌、酵母菌、结晶、黏液和精子等。

【材料】

1. 仪器 全自动流式细胞型尿液有形成分分析仪或影像捕获型尿液有形成分分析仪。

2. 试剂

(1)仪器配套的稀释液、鞘流液、染色液。

(2)校准品及质控品。

3. 标本 新鲜尿液 10ml。

【操作】 各种仪器操作步骤不尽相同,操作前应仔细阅读仪器说明书。

1. 开启电源 仪器开始自检过程。

2. 本底检测和质控 自检无误后,仪器自动充液并进行液体本底测试。本底检测通过后,进行高、低两个浓度水平的质控检测。

3. 标本检测 质控通过后方可进行样品测试,测试方式可选择自动或手动两种方式。如选择手动测试,把混匀的尿液标本置于进样口,按进样键,仪器完成测试过程。

4. 结果报告 综合有形成分仪器结果和干化学仪器结果,筛选异常标本进行人工显微镜复查。

5. 报告方式

(1)定量参数:红细胞(RBC/μl)、白细胞(WBC/μl)、上皮细胞(EC/μl)、管型(CAST/μl)、细菌(BACT/μl)。

(2)提示参数:病理管型(Path. CAST)、小圆上皮细胞(SRC)、类酵母细胞(YLC)、结晶

（Crystal）、精子（Sperm）。

（3）尿液有形成分的散点图与直方图：由流式细胞型尿液有形成分分析仪提供。

（4）尿液有形成分影像照片：由影像捕获型尿液有形成分分析仪提供。

【注意事项】

1. 测试环境要求　仪器的适宜工作温度在 20～25℃，相对湿度为 30%～85%，远离电磁干扰。

2. 仪器保养　开机前对仪器进行全面检查，包括试剂、各种装置、废液桶及打印纸状态等。每日关机前用 5% 次氯酸钠清洗剂清洗仪器管道系统，每月清洗转动阀和漂洗池，每年检查、校正光学系统。

3. 标本要求　尿液标本内如果血细胞数 >2000/μl 时，将会影响下一个标本的测定结果。尿液标本中若有较大的颗粒外来物，可引起仪器阻塞。对于流式细胞型尿沉渣分析仪，如果尿液标本里有防腐剂或荧光素，会降低分析结果的可靠性。

4. 结果分析　任何类型自动尿沉渣分析仪均不能完全取代人工显微镜镜检，究其原因在于其对于尿液中某些有形成分并不能准确识别，所以，对于有异常成分提示的尿沉渣，一定要进行人工镜检复核。细菌、类酵母菌、结晶等可致红细胞假性增高；黏液聚集可引起管型假阳性。激光偏移、标本放置时间过久致红细胞溶血；服用四环素等类似荧光染料的药物、抗生素，甲苯、甲醛、戊二醛等防腐剂均可影响红细胞检测，而致假阴性。

【讨论】

1. 为什么尿液有形成分分析仪只是一种筛选仪器？

2. 目前有哪几种原理、类型的尿液有形成分分析仪？其主要优势是什么？

（粟　军）

第五章
粪便检验

实验一 粪便理学检查

【目的】 掌握对不同病理粪便标本留取要求和粪便理学检查的方法。

【原理】 用肉眼观察粪便的颜色、性状以及有无寄生虫虫体和异物等。

【材料】

1. 器材 一次性带盖粪便标本盒、竹签。
2. 标本 消化道有关疾病患者的新鲜粪便标本。

【操作】

1. 打开装有新鲜粪便的一次性标本盒盖,仔细观察粪便的形状、硬度、颜色等性状。

2. 仔细观察粪便有无异常成分,如黏液、脓血、寄生虫、结石等病理成分。

3. 必要时可以用竹签挑取粪便内、外多处进行肉眼仔细观察,或将粪便过滤后再检查有无寄生虫、结石等。

【参考区间】

成人:成形的软便,黄褐色,特殊臭味,无脓血、黏液及寄生虫等病理成分。

婴儿:稀软、糊状,黄色或金黄色,特殊臭味,无脓血、黏液及寄生虫等病理成分。

【注意事项】

1. 盛粪便的容器必须是洁净、干燥、不渗漏、无吸水性的一次性有盖容器,并有明确的标记。取粪便的竹签应干燥、洁净,长短适宜。

2. 粪便留取的量一般为指头大小(约 5.0g)的新鲜粪便即可,血吸虫毛蚴孵化则留新鲜粪便应不少于 30.0g。

3. 用竹签选择挑取有脓、血、黏液等病理成分处指头大小的新鲜粪便于一次性便盒内立即送检,如无病理成分,可从粪便内、外多处取材。但要注意粪便中不能混入其他杂质。

4. 检查寄生虫时应注意 ①蛲虫卵:在晚 12 时或清晨排便前由肛门四周用软黏透明纸拭子或浸泡生理盐水的棉拭子拭取标本,立即送镜检。②阿米巴滋养体:应于排便后取粪便脓血和稀软部分迅速送检,立即检查。冬季需采取保温措施以利检出。③检查寄生虫体及虫卵计数,可用清洁、无尿液污染的便盆收集 24 小时粪便送检。④原虫和某些蠕虫有周期性排卵现象,对疑为寄生虫感染又未检出寄生虫和虫卵者,应连续送检 3 天,以免漏诊。

5. 由于粪便可能含有各种病原生物,故标本的采集、运送、检查和处理要符合实验室生物安全原则,要注意个人生物安全防护,使用过的物品要按照相应规范处理。

6. 应有标本送检、签收、拒收、生物安全处理等各项相关的记录。

7. 生理状态下,粪便的形状、硬度与粗细、颜色、气味等性状常可受食物的种类与性质的影响,应注意与病理状态鉴别。

【讨论】

1. 粪便标本理学检查的注意事项有哪些?

2. 粪便理学检查中发生黏液、脓血、寄生虫虫体等病理成分检出率低的可能原因是什么?

实验二 粪便显微镜检查

一、直接涂片法

【目的】 掌握粪便直接涂片法的显微镜检查方法。熟悉粪便中各种病理成分的形态特点。了解一些常见植物细胞、植物纤维、植物种子、花粉的识别和鉴别。

【原理】 用生理盐水与粪便混合后涂成薄片,在显微镜下观察粪便中各种细胞、真菌、寄生虫卵、食物残渣、结晶等有形成分。

【材料】

1. 器材 显微镜、竹签、载玻片、盖玻片、一次性带盖粪便标本盒。

2. 试剂 生理盐水、苏丹Ⅲ溶液(将 1.0 ~ 2.0g 苏丹Ⅲ溶于 100ml 70% 乙醇溶液)、碘液、冰乙酸等。

3. 标本 新鲜粪便标本。

【操作】

1. 取生理盐水 1 ~ 2 滴于洁净的载玻片上。

2. 用竹签挑取约火柴头大小外观异常可疑部分的粪便于上述载玻片,与盐水均匀混合制成为载玻片 2/3 面积的薄涂片,加盖玻片。

3. 先用低倍镜观察全片有无虫卵、原虫滋养体、包囊及食物残渣等各种可疑成分。

4. 再用高倍镜对可疑虫卵、包囊、滋养体进行鉴别。

5. 高倍镜下仔细观察有无红细胞、白细胞、吞噬细胞、上皮细胞、脂肪滴等病理成分,观察其形态、结构及数量,至少检查 10 个视野。

【参考区间】

1. 粪便中无红细胞,无或偶见中性粒细胞、巨噬细胞和上皮细胞。

2. 真菌极少见。无寄生虫卵、原虫滋养体和包囊。

3. 可见少量食物残渣,如脂肪、肌纤维、植物细胞、植物纤维及食物充分消化后的无定形细小颗粒等,淀粉颗粒为阴性,脂肪小滴很少见。

4. 可见多种少量结晶,如磷酸盐、草酸钙、碳酸钙结晶。

5. 可见较多正常菌群,其中球菌(革兰阳性)和杆菌(革兰阴性)比例大约为 1:10,成人以大肠埃希菌、厌氧杆菌、肠球菌等为主,约占 80%。婴儿粪便中主要为双歧杆菌、拟杆菌、葡萄球菌和肠杆菌等。

【注意事项】

1. 粪便标本采集 采集后应立即送检,一般情况下应在 1 小时内检测完毕,以免因 pH 及消化酶等影响导致有形成分分解破坏。特别是检查阿米巴滋养体时,应于排便后迅速送检,立即检查,冬季要注意保温。

2. 粪便涂片检查取材　取材要有代表性,应选择挑取粪便有脓、血、黏液等外观异常的可疑部分;如无可疑之处,可从粪便表面、深处及粪端多处不同部位取材涂片。

3. 粪便涂片的制备　涂片应均匀,厚度以能透视纸上字迹为宜;如拟检查寄生虫虫卵、包囊、滋养体和幼虫等,应涂厚片镜检,如疑似为寄生虫感染,可制备几张涂片进行检查,以提高其阳性检出率;镜检时应盖上盖玻片,以免污染物镜;涂片制备后立即镜检,以防涂片变干,影响有形成分的观察。

4. 涂片观察顺序　①先用低倍镜观察全片,检查虫卵、原虫滋养体、包囊及寄生虫幼虫等各种可疑成分,如查见可疑虫卵、包囊、滋养体时,需用高倍镜进行鉴别。②同时还应注意有无肌纤维、弹性纤维、结缔组织、淀粉颗粒、脂肪小滴等食物残渣,如大量出现,则提示消化不良或胰腺外分泌功能不全。③再换高倍镜检查红细胞、白细胞、吞噬细胞、上皮细胞、脂肪滴等病理成分,至少观察 10 个视野。④镜检时必须遵循由上至下、由左至右的规律进行观察,避免重复或遗漏。

5. 粪便成分鉴别　①粪便中的人体细胞及感染的寄生虫虫卵、原虫滋养体、包囊等应注意与植物细胞、植物纤维、植物种子、花粉等鉴别,必要时用 Wright 染色鉴别。②对疑似有病理性成分,但生理盐水涂片镜检又不能确认的标本,应根据其疑似病理成分的不同采用不同的方法进一步进行确认,如红细胞、真菌孢子和脂肪微粒无法鉴别时,可采用加稀乙酸和苏丹Ⅲ进行鉴别。

6. 镜检结果报告方式　①寄生虫虫卵、原虫滋养体、包囊等以"找到"或"未找到"方式报告,如找到两种以上时,应分别报告,并注明该虫卵数量,以低倍视野或高倍视野计算,建议逐步实施定量化报告。②各种细胞应写明名称,以最低数 ~ 最高数/HPF、平均值/HPF 等方式报告。③脂肪滴以脂肪球个数/HPF 报告。④霍乱弧菌以"找到"或"未找到"穿梭样运动活泼的弧菌报告。

【讨论】

1. 粪便显微镜检查中如何鉴别红细胞、白细胞、吞噬细胞与植物细胞、植物纤维等?

2. 粪便显微镜检查中如何进行寄生虫虫卵、原虫滋养体、包囊与植物种子、花粉等鉴别?

3. 镜下红细胞、真菌孢子和脂肪微粒如何鉴别?无法鉴别时可进一步做什么处理?

二、虫卵及包囊浓聚法

【目的】　熟悉虫卵和包囊沉淀法和浓聚法的操作步骤。

【原理】

1. 沉淀法　原虫包囊和蠕虫卵的比密大,可沉积于水底,有助于提高检出率。但比密小的钩虫卵和某些原虫包囊则检出效果不佳。

2. 浮聚法　利用比密大的液体,使原虫包囊或蠕虫卵上浮,集中于液体表面,从而提高检出率。

【材料】

1. 器材　竹签、纱布、离心管、玻棒、小烧杯、一次性吸管、显微镜、载玻片。

2. 试剂　蒸馏水、10% 甲醛、生理盐水、Lugol 碘液、乙酸乙酯试剂、饱和盐水、33% 硫酸锌溶液等。

3. 标本　新鲜粪便标本。

【操作】

1. 沉淀法(以甲醛-乙酸乙酯沉淀法为例)

(1)用竹签将 1.0~1.5g 粪便加到含 10ml 甲醛液的离心管内,并搅动形成悬液。

(2)将悬液通过铜丝筛或 2 层湿纱布直接过滤到另一离心管中,然后弃掉纱布。

(3)补充 10% 甲醛到 10ml。

(4)加入 3.0ml 乙酸乙酯,塞上橡皮塞,混匀后,剧烈振荡 10 秒。

(5)除去橡皮塞,将离心管放入离心机,以 1500rpm,离心 2~3 分钟。

(6)取出离心管,内容物分为 4 层:最顶层是乙酸乙酯,脂性碎片层,甲醛层和沉淀物层。

(7)以竹签做螺旋运动,轻轻地搅动脂性碎片层后,将上面 3 层液体 1 次吸出,再将试管倒置至少 5 秒使管内液体流出。

(8)用一次性吸管混匀沉淀物(有时需加 1 滴生理盐水),取 1 滴悬液制片检查,也可作碘液制片。

(9)先以低倍镜检查,如需鉴别,用高倍镜检查,观察整个盖玻片范围。

2. 浮聚法(以饱和盐水浮聚法为例)

(1)取蚕豆大小粪便 1 块,放于小烧杯内,先加入少量饱和盐水,用玻棒将粪便充分混合。

(2)加入饱和盐水到液面略高于瓶口,以不溢出为止。用洁净载玻片覆盖瓶口,静置 15 分钟后,平执载玻片向上提,翻转后镜检。

【参考区间】 阴性。

【注意事项】

1. 甲醛-乙酸乙酯沉淀法对布氏嗜碘阿米巴包囊、蓝氏贾第鞭毛虫包囊和微小膜壳绦虫卵等的检查效果较差。

2. 饱和盐水浮聚法不适于检查吸虫卵和原虫包囊。

【讨论】 沉淀法和浮聚法各有什么样的优缺点?

三、粪便沉渣工作站检查法

【目的】 掌握粪便沉渣工作站工作原理和其优点,了解其操作程序。

【原理】 将粪便稀释混悬过滤再离心,将沉渣通过流动计数池,通过内置数码相差显微镜和成像系统对沉渣有形成分进行分析。

【材料】

1. 器材 标本采集器、粪便沉渣工作站。

2. 试剂 稀释液、染色液、清洗液。

3. 标本 新鲜粪便标本。

【操作】 最新型粪便沉渣工作站操作简易,按指示灯提示按钮,工作站将自动完成吸样、重悬浮、染色、定量标本输送、自动冲洗全部过程。

【参考区间】 同显微镜检查。

【注意事项】

1. 每完成 25 个测试需要将仪器消毒处理 1 次。

2. 严格按照仪器标准操作程序操作。

【讨论】 粪便沉渣工作站应用有哪些优点?

实验三 粪便隐血试验

一、邻联甲苯胺法

【目的】 掌握化学法(邻联甲苯胺法)粪便隐血试验的方法。

【原理】 利用血红蛋白中的含铁血红素有类似过氧化物酶的作用,其可将供氢体(色原)中的氢转移给 H_2O_2 生成水(H_2O),供氢体脱氢(氧化)后形成发色基团而呈色。呈色的深浅可反映血红蛋白(出血量)的多少。本法是使邻联甲苯胺氧化成邻甲偶氮苯而显蓝色,以检出微量的血红蛋白。

【材料】

1. 器材 一次性有盖粪便盒、竹签、消毒棉签或白瓷板。

2. 试剂 3%(V/V)过氧化氢、10g/L 邻联甲苯胺冰乙酸溶液(取邻联甲苯胺 1.0g,溶于冰乙酸及无水乙醇各 50ml 的混合液中,置棕色瓶内,保存于4℃冰箱内可用 8~12 周,若变为深褐色,应重新配制)。

3. 标本 消化道出血患者的新鲜粪便。

【操作】

1. 用竹签挑取少量粪便涂在消毒棉签上或白瓷板上。

2. 先在标本上滴加 10g/L 邻联甲苯胺冰乙酸溶液 2~3 滴,然后滴加等量的 3% 过氧化氢溶液。

3. 立即观察结果 出现蓝色为阳性,蓝色深浅与出血量相关。

【参考区间】 阴性。

【注意事项】

1. 检查前三天内必须禁食动物肉、血、肝及富含叶绿素食物、铁剂、中药,以免产生假阳性。

2. 检查前需询问病史。①了解有无齿龈出血、鼻出血或月经血等混入而导致假阳性。②了解是否大量服用维生素 C 或具有还原作用的药物而引起假阴性。

3. 粪便标本应新鲜送检,及时检查,以免灵敏度减低。

4. 试验所用器材 ①需十分清洁,不能含有铁、铜等物,更不能污染血液或脓液,以免导致假阳性。②器材(如试管、玻片、滴管等)应加热处理,以破坏污染的过氧化物酶。③提倡在消毒的棉签上做实验,易于观察结果。

5. 试剂 ①3% H_2O_2 不稳定,长时间放置可使反应减弱,导致假阴性,故试验前应检查试剂是否有效,可于未染色的血片上滴加 3% H_2O_2,如产生大量泡沫表示该试剂有效。或滴加重铬酸钾硫酸液,显褐色示有效。②邻联甲苯胺溶液保存应按要求,即应置棕色瓶内,保存于4℃冰箱,可用 8~12 周,若由微黄色变为深褐色,应重新配制。

6. 严格遵守试验操作规程,控制反应时间,试验应做阳性和阴性对照。

【讨论】

1. 化学法粪便隐血试验的实验原理是什么?

2. 造成粪便化学法隐血试验假阳性和假阴性的原因分别可能有哪些?

二、单克隆抗体胶体金法

【目的】 掌握粪便隐血试验单克隆抗体胶体金法的方法。

【原理】 将胶体金与羊抗人血红蛋白(Hb)单克隆抗体和无关的鼠 IgG 均匀地吸附在特制的乙酸纤维膜上,形成一种有标记抗体的胶体金物质,再将羊抗人 Hb 多抗和羊抗鼠 IgG 抗体血清分别固定在特制的纤维素试带呈上下排列的两条线,检测时,将试带浸入粪悬液中,悬液通过层析作用,沿着试带上行。如粪便中含有 Hb,在上行过程中与胶体金标记羊抗人 Hb 单抗结合,待行至羊抗人 Hb 多抗体线时,形成金标记抗人 Hb 单抗-粪 Hb-羊抗人 Hb 多抗复合物,在试带上显现 1 条紫红色线,为阳性;试带上无关的金标记鼠 IgG 随粪便悬液上行至羊抗鼠 IgG 处时,与之结合形成另 1 条紫红色线,为试剂质控阴性对照线。

【材料】

1. 器材 一次性粪便盒、竹签、一次性小塑料杯、小试管。
2. 试剂 商品化试剂盒、蒸馏水。
3. 标本 消化道出血患者的新鲜粪便。

【操作】

1. 取洁净小试管 1 支加入 0.5ml 蒸馏水。
2. 加入粪便 50 ~ 100mg 调成混悬液。
3. 将试带反应端浸入混悬液中,5 分钟内观察试带上有无颜色变化。
4. 结果判断 出现 2 条紫红色线为阳性,出现 1 条线为阴性。不出现线为试剂条失效。

【参考区间】 阴性。

【注意事项】

1. 可导致假阳性结果的情况

(1)生理情况:胃肠道每天排出血液 0.5 ~ 1.5ml/24h,个别可达 3ml/24h,长跑运动员平均可达 4ml/24h。服用阿司匹林 2.5g,即可引起消化道出血 2 ~ 5ml/24h,该法粪隐血可呈阳性。

(2)健康人或某些患者服用刺激胃肠道药物后可造成假阳性。

2. 可导致假阴性结果的情况

(1)试剂盒要按说明书保存,注意使用有效期,如试剂盒保存不当、失效或直接使用低温(15℃以下)保存的标本进行试验,可出现假阴性结果。

(2)消化道出血常具有间断性,故建议连续检查三次,以免漏检。

(3)粪便在高温、潮湿、放置过久的情况下,血红蛋白被细菌分解,可造成假阴性结果。

(4)消化道大量出血时,粪便中血红蛋白浓度过高,即抗原过剩,抗原抗体不成比例,粪便标本外观明显呈柏油样,隐血试验却为阴性反应,即假阴性,此为后带现象。此时应将标本再稀释 50 ~ 100 倍,重复此方法或用化学法复检。

3. 不同试剂盒方法有差异,故应严格按照所用试剂盒的说明书进行操作,严格控制反应时间,防止结果误判。

4. 本法只能作为筛查或辅助诊断用,不能替代胃镜、直肠镜、内镜和 X 线检查。

5. 上消化道出血患者有时因血红蛋白经肠道消化酶降解变性而不具有原来的免疫原性,故此法主要用于检测下消化道出血。

【讨论】

1. 单克隆抗体胶体金法粪便隐血试验的原理是什么?
2. 造成单克隆抗体胶体金法粪便隐血试验假阳性和假阴性的可能原因分别有哪些?

第六章
生殖系统分泌物检验

实验一　阴道分泌物检查

一、阴道分泌物理学检查

【目的】　掌握阴道分泌物理学检查的内容和方法。

【原理】　通过理学方法对新鲜阴道分泌物进行检查,观察其颜色与性状,检测其 pH。

【材料】

1. 器材　消毒棉拭子、精密 pH 试纸。
2. 试剂　新鲜生理盐水。
3. 标本　新鲜阴道分泌物。

【操作】

1. 肉眼仔细观察阴道分泌物的颜色和性状,颜色以无色、红色、黄色或黄绿色等表示,并报告;性状以透明黏性、脓性、血性、水样、奶油状或豆腐渣样等表示,并报告。

2. 用 pH 试纸检测阴道分泌物的酸碱度,记录其 pH,并报告。

【参考区间】　无色稀稠状;pH 4.0~4.5。

【注意事项】

1. 标本采集前 24 小时,禁止性交、盆浴、阴道灌洗及局部用药等,以免影响检查结果。

2. 取材用的棉拭子,消毒刮板等必须清洁干燥,不粘有任何化学药品、润滑剂等。

3. 根据不同的检查目的选择合适的取材部位。一般采用生理盐水浸润的棉拭子自阴道的后部、宫颈管口等处取材。

4. 生理盐水应新鲜配制,防止杂菌生长,影响检查结果。

【讨论】

1. 阴道分泌物理学检查的操作注意事项有哪些?

2. 阴道分泌物的性状和颜色可有哪些异常改变? 其临床意义是什么?

二、阴道分泌物显微镜检查

【目的】　掌握阴道分泌物显微镜检查的内容和方法。

【原理】

1. 湿片法　应用显微镜对阴道分泌物湿片进行检查,观察其清洁度和有无阴道毛滴虫、真菌。

2. 染色法　进行革兰染色,显微镜下观察阴道细菌形态、数量、比例,有无线索细胞、革兰阴性双球菌等。

【材料】

1. 器材　消毒棉签、试管、载玻片、显微镜。
2. 试剂　生理盐水、10% KOH 溶液、革兰染液。
3. 标本　新鲜阴道分泌物。

【操作】

1. 制备涂片　取阴道分泌物适量,滴加 1 滴生理盐水,制备涂片,加盖玻片。
2. 阴道清洁度检查　低倍镜观察整个涂片的细胞等有形成分的分布情况,再用高倍镜检查,根据上皮细胞、白细胞(或脓细胞)、杆菌、球菌的数量,按照阴道清洁度分级标准(表6-1)来判断阴道分泌物清洁度,并以"Ⅰ~Ⅳ"方式报告结果。

表 6-1　阴道清洁度分级标准

清洁度分级	杆菌	球菌	白细胞或脓细胞(个/HPF)	上皮细胞
Ⅰ	多	-	0~5	满视野
Ⅱ	中	少	5~15	1/2 视野
Ⅲ	少	多	15~30	少量
Ⅳ	-	大量	>30	-

3. 其他病原体检查　观察有无滴虫、真菌、线索细胞和其他病原体,若发现应报告。

【参考区间】　清洁度Ⅰ~Ⅱ度,无滴虫,无真菌,无致病菌和特殊细胞。

【注意事项】

1. 取材要准确,并及时送检。清洁度检查时,标本必须新鲜,防止污染。
2. 所用的试管、载玻片必须干净,生理盐水务必新鲜配制。
3. 涂片应均匀平铺,不能聚集成滴状;滴虫检查涂片时避免在载玻片上做过多的来回搅动,防止损伤毛滴虫的鞭毛。
4. 注意观察速度以防涂膜干燥。
5. 滴虫检查时应注意保温,冬天检查滴虫使用的生理盐水最好先加温至37℃。
6. 为了提高滴虫、真菌的阳性检出率,滴虫可采用生理盐水悬滴法检查,真菌可采用低速离心浓集法检查。
7. 检查滴虫、真菌时,应先用低倍镜观察全片(至少观察 20 个视野)。如发现疑似滴虫、真菌时,再转高倍镜鉴别确认。转高倍镜时注意勿使阴道分泌物污染镜头。
8. 湿片检查阴性时,应再作革兰或 Wright 染色,一次阴性不能排除诊断。

【讨论】

1. 阴道分泌物清洁度一般分为几级?签发报告的依据是什么?
2. 真菌、滴虫在显微镜下有何形态特征?

实验二　细菌性阴道病检查

【目的】　掌握细菌性阴道病(BV)的检查方法。

【原理】　细菌性阴道病是由于阴道正常菌群的生态平衡发生紊乱,优势菌群乳酸杆菌减少或消失,使阴道的厌氧菌和加德纳菌大量生长繁殖,导致胺类和氨增加,使阴道分泌物

pH 增高;厌氧菌的代谢产物腐胺、尸胺和三甲胺使阴道分泌物具有鱼腥样气味。由于相关病原体产生的毒力因子,包括细胞毒素、唾液酸酶、黏多糖酶和胶原酶,造成上皮细胞损伤,使液体渗出及阴道鳞状上皮细胞脱落,产生典型的细菌性阴道病的分泌物。

【材料】

1. 器材　载玻片、棉拭子、显微镜、试管、精密 pH 试纸。

2. 试剂　10% KOH、革兰染液。

3. 标本　新鲜阴道分泌物。

【操作】

1. 观察性状　取新鲜阴道分泌物标本,观察分泌物的性状。

2. pH 测定　使用 pH 范围在 3.8 ~ 6.0 的精密 pH 试纸,用长棉拭子取出阴道分泌物,与 pH 试纸直接接触,观察结果并记录。

3. 胺试验　取 1 滴阴道分泌物滴于玻片上,再加 1 滴 10% KOH,立即闻其气味,如闻到氨味或鱼腥样气味,即胺试验阳性。

4. 线索细胞检查　在载玻片加 1 滴生理盐水,将阴道分泌物拭子与生理盐水混匀,加上盖玻片后,在高倍镜下检查。线索细胞为阴道鳞状上皮细胞表面覆着许多球杆菌和球菌,使细胞呈斑点状,细胞边缘模糊不清呈锯齿状。

5. 革兰染色　另制备阴道分泌物涂片烘干后作革兰染色,油镜下检查线索细胞。正常阴道菌群以乳酸杆菌占优势,为大的革兰阳性杆菌,末端钝圆或平齐,呈单根、链状或栅状排列。细菌性阴道病时乳酸杆菌减少或消失,而阴道加德纳菌和其他厌氧菌等小的革兰染色不稳定的球杆菌或弯曲杆菌增多,呈混合菌群。按照 Robert 的 Nugent 革兰染色评分标准(诊断 BV 的"金标准"),即通过半定量评估法对 4 种形态菌进行评估。根据每个油镜视野细菌数量,分别用 0 到 ++++ 表示(0:未见细菌;+ :<1 个细菌/视野;++ :1 ~ 5 个细菌/视野;+++ :6 ~ 30 个细菌/视野;++++ :>30 个细菌/视野),并计算总积分(表 6-2)。

表 6-2　阴道分泌物涂片 Nugent 积分评估标准

积分	乳酸杆菌	阴道加德纳菌和类杆菌	染色不定弯曲小杆菌
0	++++	0	0
1	+++	+	+ 或 ++
2	++	++	+++ 或 ++++
3	+	+++	-
4	0	++++	-

总积分 = 乳酸杆菌积分 + 阴道加德纳菌和类杆菌积分 + 染色不定弯曲小杆菌积分

6. 结果判断　Amsel 法目前仍是细菌性阴道病的诊断标准:①阴道壁上覆有稀薄而均匀的分泌物。②分泌物 pH >4.5。③胺试验阳性。④分泌物涂片线索细胞阳性。前 3 条中的任意 2 条及以上加上④条即可确诊。Nugent 评分标准:正常态(0 ~ 3 分)、过渡态(4 ~ 6 分),BV 态(7 ~ 10 分)。

【参考区间】　pH 4.0 ~ 4.5,胺试验阴性,线索细胞阴性,Nugent 评分:0 ~ 3 分。

【注意事项】

1. 标本应新鲜并及时送检,在 1 小时内检查完毕。

2. 找到线索细胞方可确诊。

【讨论】

1. 细菌性阴道病阴道分泌物一般呈现怎样的外观?

2. 细菌性阴道病的诊断标准是什么?

实验三 精液检查

一、精液理学检查

【目的】 掌握精液理学检查的内容和方法。

【原理】 通过理学方法检查精液的颜色、透明度、量、黏稠度和液化时间,并检测其 pH。

【材料】

1. 器材 一次性有刻度的精液专用量杯或玻璃小量筒、滴管、37℃温箱、pH 试纸、计时器。

2. 标本 新鲜精液标本。

【操作】

1. 取刚排出的精液,肉眼观察其颜色和透明度。

2. 黏稠度检测 ①滴管法:用 Pasteur 滴管小心吸入液化精液,随后让精液依靠重力自然滴落,并观察其拉丝长度。②玻璃棒法:将玻璃棒插入完全液化的精液后提起,观察提棒时拉起的精液黏丝长度。

3. 液化时间测定 ①滴管法:刚排出的精液因稠厚,一般难以吸入吸管,将其置于37℃水浴箱内,每隔 5~10 分钟用口径较细的滴管吸取精液,若精液很容易被吸取且未见未完全液化的精液条索,停止计时,记录时间。②肉眼观察法:将盛有刚离体精液的容器置于37℃水浴箱内,每隔 5~10 分钟将容器移近光源,倾斜容器进行观察,直至精液由胶冻状变为均匀流动状液体时,停止计时,记录时间。

4. 待精液液化后,观测精液的量,并用精密 pH 试纸或 pH 计测定其酸碱度,记录全部实验结果。

【参考区间】

1. 量 2~6ml/次射精。

2. 颜色和透明度 刚射出的精液呈灰白色或乳白色,不透明;久未射精者的精液可略带淡黄色。精液液化后呈半透明稍有混浊。

3. 液化时间 完全液化时间 <60 分钟。

4. 黏稠度 ①滴管法:呈水样,形成不连续小滴,液滴长度 <2cm。②玻璃棒法:黏丝长度 <2cm。

5. 酸碱度 pH 7.2~8.0。

【注意事项】

1. 精液采集前患者应禁欲,一般情况下,30 岁以下禁欲 2~3 天,30~40 岁禁欲 3~5天,40 岁以上禁欲 5~7 天。需连续 2~3 次检查者,2 次之间一般应间隔 1~2 周,但不超过3 周。

2. 标本容器应洁净,必须注明患者姓名和(或)识别号(条码)、采集日期和时间,并记录禁欲时间。

3. 推荐用手淫法采集精液标本。

4. 采集的精液若同时用于细菌培养,则必须无菌操作。

5. 应收集射出的全部精液,并立即送检。冬季标本应在 20~40℃ 保温送检。观察液化时间时应注意 37℃ 保温。

6. 精液 pH 测定应在射精后 1 小时内完成,精液放置时间过长,可致其 pH 下降。

7. 精液黏稠度检测应在精液完全液化后进行。

【讨论】

1. 如何进行精液颜色与透明度的检查和报告?

2. 评价检查精液液化的几种方法。

二、精液显微镜检查

(一) 精子计数

【目的】 掌握精液计数的方法和应用。

【原理】 新鲜液化精液经精子稀释液稀释后,充入改良牛鲍血细胞计数板,显微镜下计数一定范围内的精子数,再换算成每升精液中的精子数。

【材料】

1. 器材 小试管、刻度吸管、吸耳球、微量吸管、干脱脂棉、改良牛鲍血细胞计数板、盖玻片、显微镜。

2. 试剂 精子稀释液(碳酸氢钠 5.0g,40% 甲醛 1ml,加蒸馏水至 100ml,混匀,待完全溶解过滤后备用)。

3. 标本 新鲜精液标本。

【操作】

1. 稀释精液 取小试管 1 支,加入精液稀释液 0.38ml,再加入充分混匀的液化精液 20μl,立即混匀。

2. 充液 取充分混匀的稀释精液 1 滴充入计数板计数室内,静置 2~3 分钟。

3. 镜检计数 高倍镜下计数计数室中央大方格内四角及中央共 5 个中方格内的精子数(N)。

4. 结果计算 精子浓度(精子数/L) = $N \times 5 \times 10 \times 20 \times 10^6 = N \times 10^9$;精子总数 = 精子数/L × 精液量(ml) × 10^{-3}。

【参考区间】 精子计数 ≥ 20×10^9/L;精子总数 ≥ 40×10^6/次射精。

【注意事项】

1. 精液采集前患者应禁欲 3~7 天。排精后 1 小时内及时送检,冬季应保温运送。

2. 精液标本必须完全液化。吸取前必须充分混匀标本,吸取量必须准确。

3. 计数时以精子头部为基准,应计数结构完整的精子(有头和尾),有缺陷的精子(无头或尾)不计数在内,若数量多时应分开计数并记录。

4. 精子数量变异较大,最好在 2~3 个月内间隔 2~3 周分别取 3 份或以上的精液检查,方能得出较准确结果。

5. 若直接涂片检查未发现精子,应将精液标本离心后取沉淀物再检查,若仍无精子,才可报告"无精子"。

【讨论】

1. 试述精子计数的注意事项。

2. 精子稀释液的组成成分及其作用是什么？

（二）精子形态检查（改良巴氏染色法）

【目的】 掌握精子形态检查的方法和应用。

【原理】 将液化精液涂成薄片，经干燥和固定后进行巴氏染色，油镜下观察计数 200 个精子，计算正常形态精子百分率；观察有无异常精子，辨别其类型并计算异常精子百分率及各种异常类型的百分率。

【材料】

1. 器材 染色缸、载玻片、显微镜、香柏油。

2. 试剂 巴氏染液、精子固定液（无水乙醇：乙醚为 1:1 的混合液）。

3. 标本 新鲜精液标本。

【操作】

1. 涂片 取液化精液 1 滴（约 10μl）于载玻片上，采用压拉涂片或推片法制片，待干。

2. 固定 将涂片置于乙醇和乙醚混合液固定 5 ~ 15 分钟。

3. 染色 进行巴氏染色。

4. 显微镜检查 油镜下观察至少 200 个精子，计数正常与异常形态的精子数量及其百分率。

5. 结果判断 精子头部顶体染成淡蓝色，顶体后区域染成深蓝色，中段染成淡红色，尾部染成蓝色或淡红色，胞质小滴位于头部后面或中段呈绿色。

【参考区间】 正常形态精子≥30%。

【注意事项】

1. 若精子数 > 10 × 10⁹/L，可直接涂片检查；若精子数 < 10 × 10⁹/L，则应将精液 2000rpm 离心 15 ~ 20 分钟后，取沉淀物涂片检查。

2. 涂片厚薄应适宜，以免影响着色、透明效果。

3. 评价精子形态时，只有头、颈和尾部都正常的精子才正常，所有形态学处于临界状态的精子均列为异常。形态学异常的精子若有多种异常同时存在，只需记录 1 种，应先记录头部异常，其次记录颈和中段异常，最后记录尾部异常。游离的精子头作为形态异常精子计数，但游离的精子尾不计入，以免重复。

4. 卷尾与精子衰老有关。衰老的精子体部也可膨大并有被膜，不宜列入形态异常精子。

5. 在观察精子形态的同时应注意观察有无红细胞、白细胞、上皮细胞和肿瘤细胞等。

6. 注意观察有无未成熟的生精细胞，若发现，应计数 200 个生精细胞（包括精子），计算其未成熟生精细胞百分率。

【讨论】

1. 精子形态检查的注意事项有哪些？

2. 异常精子形态有哪些？导致精子形态异常的因素可能有哪些？

（三）精子活动率和活动力检查

【目的】 掌握精子活动率和精子活动力检查的方法。

【原理】 直接涂片法：精液液化后，将精液滴于载玻片上，显微镜观察精子的活动情况和运动状态，计算活动精子所占百分率；同时依据精子活动力分级标准判断精子活动情况并进行分级。

【材料】

1. 器材　显微镜、载玻片、盖玻片、玻棒或滴管。

2. 标本　新鲜液化精液。

【操作】

1. 涂片　取完全液化并充分混匀的精液 10μl,滴于载玻片上,加盖玻片,静置 1 分钟。

2. 计数　高倍镜下观察 10 ~ 20 个视野,计数至少 5 个视野 200 个精子中的活动(有尾部活动的)精子数,计算其百分率并报告结果。同时,对 200 个精子进行分级、计数,依据 WHO 将精子活动力分为 3 级(表 6-3),即前向运动(PR)、非前向运动(NP)和无运动(IM)。

表 6-3　WHO 精子活动力分级

分级	特点
前向运动(PR)	精子运动积极,表现为直线或大圈运动,速度快
非前向运动(NP)	精子所有的运动方式都缺乏活跃性,如小圈的游动,鞭毛力量难以带动头部,或只有鞭毛的抖动
无运动(IM)	精子没有运动

【参考区间】　排精后 60 分钟内,精子活动率为 80% ~ 90%(至少 > 60%)。总活动力(PR + NP)≥40%,前向运动(PR)≥32%。

【注意事项】

1. 禁止采用安全套法采集精液标本,因安全套内含有杀精剂等对精子有害的物质。

2. 标本应在排精后 1 小时内送检;送检和检查时应注意保温在 37℃,包括显微镜镜台等操作器材的表面温度,因温度过低,可使精子活动力和存活率降低。

3. 标本完全液化后才能检查;涂片后尽快检查,防止精液干涸。

4. 检查用的精液量及盖玻片大小应当标准化,以保证分析的一致性。建议采用精液分析计数的专用工具,如 Makler 计数板。

5. 精液液化后,混匀标本、涂片,低倍镜初步观察有无精子及精子活动情况。若不见精子,1000g 离心 15 分钟,取沉淀物检查,若 2 次涂片均无精子,此时无须作其他项目检查,直接报告为“无精子”。

6. 检查时可扩大观察视野和增加计数的精子数来提高结果准确性。

【讨论】　简述精子活动率和活动力检查的注意事项有哪些?

(四)精子存活率的检查

【目的】　掌握精子存活率的检查方法。

【原理】　采用精子体外染色法,即用染料对精子进行染色,显微镜下检查,活精子不着色,死精子因其细胞膜破损,失去屏障作用,易于着色,根据精子着色与否判断精子死活情况,从而计数活精子所占比例。

【材料】

1. 器材　显微镜、滴管、载玻片、盖玻片。

2. 试剂　5g/L 伊红 Y 染色液:伊红 Y 5.0g,加 9g/L 生理盐水溶液至 1000ml。

3. 标本　新鲜精液标本。

【操作】

1. 染色　取液化精液和伊红 Y 染液各 10μl 滴于载玻片上,混匀,加盖玻片,放置 30 秒。

2. 观察　高倍镜下观察 5~10 个视野,计数 200 个精子,计算不着色精子(活精子)的百分率,并报告结果。

【参考区间】　精子存活率≥58%(伊红染色法)。

【注意事项】　同精子活动力与活动率检查。

【讨论】

1. 简述精子活动率、活动力和存活率下降原因及其与男性生育能力和生殖系统疾病的关系。

2. 影响精子活动力和活动率的因素可能有哪些?

实验四　前列腺液检查

一、前列腺液理学检查

【目的】　掌握前列腺液理学检查的内容和方法。

【原理】　通过理学检查方法进行前列腺液颜色、性状检查、pH 检测。

【材料】

1. 器材　载玻片、精密 pH 试纸。

2. 标本　新鲜前列腺液。

【操作】

1. 观察外观　取新鲜前列腺液 1 滴于载玻片上,肉眼观察其颜色、性状。

2. 测定 pH　用精密 pH 试纸测定前列腺液的酸碱度,并记录其 pH。

【参考区间】　淡乳白色,有蛋白光泽;稀薄;pH 6.3~6.5。

【注意事项】

1. 检查前 72 小时内应避免性生活。

2. 采集标本时,应弃去尿道流出的第一滴液体。如采集未成功时,可重复按摩一次,但不可强求收集。

3. 前列腺结核、肿瘤、急性炎症且压痛明显者,前列腺按摩时应慎重。

4. 标本采集后应立即送检,以免干涸。

【讨论】　前列腺液理学检查有何临床意义?

二、前列腺液显微镜检查

【目的】　掌握前列腺液显微镜检查的方法和内容。

【原理】　将前列腺液涂片后,在显微镜下观察其有形成分的种类和数量。

【材料】

1. 器材　载玻片、盖玻片、显微镜。

2. 试剂　乙醚乙醇固定液(乙醚 49.5ml、95% 乙醇 49.5ml 和冰乙酸 1ml 混匀)、Wright-Giemsa 染液、H-E 染液或巴氏染液。

3. 标本　新鲜前列腺液。

【操作】

1. 直接涂片法

(1)制备涂片:取新鲜前列腺液 1 滴于载玻片上,加盖玻片。

(2)显微镜观察:低倍镜下观察涂片及有形成分的分布情况;高倍镜下连续观察 10 个视野内有形成分的种类、形态和数量,并报告结果。

(3)报告方式:①磷脂酰胆碱小体:按照" + ~ + + + + "方式报告(+ :占高倍视野 1/4;+ + :占高倍视野 1/2;+ + + :占高倍视野 3/4;+ + + + :高倍镜下满视野均匀分布),若未发现磷脂酰胆碱小体则报告为"未见磷脂酰胆碱小体"。②细胞:白细胞、红细胞、前列腺颗粒细胞均按照" ×/HPF"方式报告。

2. 涂片染色法

(1)固定涂片:将常规制备的前列腺液涂片,干燥后置于乙醚乙醇固定液中固定 10 分钟。

(2)染色:自然干燥后,根据检查目的的不同,进行染色。

(3)显微镜观察:在高倍镜下观察各种细胞成分及其形态变化(特别是肿瘤细胞),并报告。

【参考区间】 磷脂酰胆碱小体:满视野/HPF;白细胞:< 10/HPF;红细胞:偶见,<5/HPF;前列腺颗粒细胞:<1/HPF。

【注意事项】

1. 涂片应均匀、厚度适宜;使用高倍镜观察时避免前列腺液污染镜头。

2. 观察时,先用低倍镜浏览全片,再换用高倍镜,至少应观察 10 个高倍视野。

3. 若采集标本时压迫到精囊,可在前列腺液中检出精子,应在结果中报告。

4. 复查 1 次取材失败或检验结果阴性,但临床症状典型者,可于 3 ~ 5 天后再次取材检验。

5. 其他 其他注意事项与一般性状检查相同。

【讨论】 前列腺液显微镜检查有何临床意义?

(孙晓春)

第七章

脑脊液检验

实验一　脑脊液理学检查

【目的】　掌握脑脊液理学检查方法。

【原理】　用肉眼观察脑脊液颜色、透明度、凝块或薄膜的形成情况。

【材料】

1. 器材　小试管、试管架等。

2. 标本　新鲜脑脊液。

【操作】

1. 肉眼观察

（1）颜色:在自然光下观察脑脊液的颜色。

（2）透明度:在黑色背景下观察脑脊液的透明度。

（3）凝块或薄膜:倾斜试管,观察脑脊液有无凝块或薄膜。

2. 结果报告

（1）颜色:分别以无色、乳白色（米汤样）、红色、暗红色、黄色、绿色、褐色或黑色等如实报告所观察的结果。

（2）透明度:分别以清晰透明、微混、混浊等如实报告所观察的结果。

（3）凝块或薄膜:分别以无凝块、有凝块、有薄膜等如实报告所观察的结果。

【参考区间】　无色;清晰透明;放置后无凝块、沉淀和薄膜形成。

【注意事项】

1. 标本

（1）采集标本后应立即送检,及时检查。标本久置可致细胞破坏,影响细胞计数及有核细胞分类计数。

（2）采集标本后分装至 3 支无菌试管,每管 1～2ml,第 1 管用于细菌培养;第 2 管用于化学或免疫学检查;第 3 管用于一般性状和显微镜检查,细胞计数应尽快计数,以防标本凝固。

2. 观察颜色和透明度　光线、背景要适宜,对颜色和透明度改变不明显的标本,应在日灯光下衬以白色或黑色背景仔细观察,标本应混匀。

3. 观察凝块或薄膜　疑为结核性脑膜炎时,标本应在 2～4℃环境中静置 12～24 小时,再观察脑脊液表面有无薄膜或纤细凝块形成。疑为化脓性脑膜炎,可将脑脊液在常温下放置 1～2 小时,再观察脑脊液表面有无薄膜、凝块或沉淀。

【讨论】

1. 脑脊液标本采集、运送和处理应注意哪些问题?

2. 疑为结核性脑膜炎时,如何观察脑脊液凝块或薄膜?

实验二 脑脊液显微镜检查

【目的】 掌握脑脊液显微镜细胞计数和白细胞分类计数的方法。

【原理】

1. 细胞总数计数 脑脊液直接或稀释一定倍数后充入改良牛鲍血细胞计数板计数室中,用低倍镜计数一定范围内的细胞总数,经换算即可求出每升脑脊液标本中细胞总数。

2. 白细胞计数 脑脊液用冰乙酸溶解红细胞后或用白细胞稀释液稀释一定倍数后充入计数板计数室中,用低倍镜计数一定范围内的白细胞数,经换算即可求出每升脑脊液标本中白细胞总数。

3. 白细胞分类计数 白细胞计数后在高倍镜下依据白细胞形态特征进行分类,或涂片采用 Wright 或 Wright- Giemsa 染色后,在油镜下分类。

【材料】

1. 器材 试管、试管架、吸管、吸耳球、微量吸管、乳胶吸头、改良牛鲍血细胞计数板、载玻片、推片、显微镜、离心机等。

2. 试剂

(1)生理盐水或红细胞稀释液。

(2)冰乙酸或白细胞稀释液。

(3)Wright 或 Wright- Giemsa 染色液。

3. 标本 新鲜脑脊液。

【操作】

1. 细胞总数计数

(1)直接计数法

1)充液:将标本混匀,用微量吸管吸取脑脊液,并直接充入改良牛鲍血细胞计数板的上下 2 个计数室内,静置 2~3 分钟。

2)计数:低倍镜下计数 2 个计数室四角及中央共 10 个大方格内的细胞数。

3)计算:细胞数/L = 10 个大方格内的细胞总数 $\times 10^{6}$。

(2)稀释计数法

1)稀释标本:根据脑脊液混浊程度、细胞多少,用生理盐水或红细胞稀释液对标本进行一定倍数的稀释。

2)充液:用微量吸管吸取混匀后的稀释脑脊液,充入改良牛鲍血细胞计数板的 1 个计数室,静置 2~3 分钟。

3)计数:低倍镜下计数计数室四角 4 个大方格内的细胞总数。

4)计算:细胞数/L = $\dfrac{4 \text{ 个大方格内的细胞总数}}{4} \times 10 \times$ 稀释倍数 $\times 10^{6}$

2. 白细胞计数

(1)直接计数法

1)破坏红细胞:在小试管内加入冰乙酸 1~2 滴,转动试管,使试管内壁黏附冰乙酸后倾去,滴加混匀的脑脊液 3~4 滴,混匀,静置数分钟,待红细胞完全破坏。

2)充液:用微量吸管吸取处理后混匀的脑脊液,充入改良牛鲍血细胞计数板的上下 2 个计数室,静置 2~3 分钟。

3)计数:低倍镜下计数计数板 2 个计数室内四角及中央共 10 个大方格的白细胞数。

4)计算:白细胞数/L = 10 个大方格内的白细胞总数 ×10^6。

(2)稀释计数法

1)稀释标本:根据标本混浊程度不同,用白细胞稀释液对标本进行一定倍数的稀释,混匀,放置数分钟,破坏红细胞。

2)充液:用微量吸管吸取稀释后混匀的脑脊液,充入改良牛鲍血细胞计数板的 1 个计数室,静置 2~3 分钟。

3)计数:低倍镜下计数计数室四角 4 个大方格内的白细胞数总数。

4)计算:白细胞数/L $= \dfrac{4 \text{个大方格内的白细胞总数}}{4} \times 10 \times \text{稀释倍数} \times 10^6$

3. 白细胞分类计数

(1)直接分类法:白细胞计数后,将低倍镜换为高倍镜,根据细胞核的形态分别计数单个核细胞(淋巴细胞、单核细胞和间皮细胞)和多个核细胞(粒细胞系),应至少计数 100 个有核细胞。

(2)染色分类法

1)离心:将脑脊液 400g(1500rpm)离心 5 分钟。

2)制备涂片:取沉淀物 2 滴,加正常血清 1 滴,混匀后,推片制成均匀薄膜,置室温或 37℃温箱内待干。

3)染色:Wright 或 Wright- Giemsa 染色。

4)计数:油镜下至少分类计数 100 个有核细胞。

5)报告结果:结果报告与外周血白细胞分类计数相同。

【参考区间】

1. 细胞总数　无红细胞,仅有少量白细胞。

2. 白细胞　成人:$(0~8) \times 10^6$/L。儿童:$(0~15) \times 10^6$/L。新生儿:$(0~30) \times 10^6$/L。

3. 白细胞分类

(1)直接分类法:主要是单个核细胞,以淋巴细胞及大单核细胞为主,两者之比约为 7:3,偶见内皮细胞。

(2)染色分类法:成人:淋巴细胞 40%~80%,单核细胞 15%~45%,中性粒细胞 0~6%。新生儿:淋巴细胞 5%~35%,单核细胞 50%~90%,中性粒细胞 0~8%。

【注意事项】

1. 标本

(1)标本采集后应立即送检,1 小时内进行细胞计数,以免细胞变形、被破坏或因纤维蛋白原变成纤维蛋白而凝固成块,影响细胞计数或分类计数。

(2)细胞计数应避免标本凝固,高蛋白标本可用 EDTA 抗凝剂抗凝。

2. 操作

(1)直接计数适用于清晰透明或微混的脑脊液标本,稀释计数适用于混浊、细胞较多的脑脊液标本。

（2）标本在充液前要充分混匀，充液符合要求。

（3）在白细胞直接计数中，应尽量去尽试管或吸管中的冰乙酸，否则可使标本稀释，导致计数结果偏低。

（4）有核细胞分类计数时，有条件可采用玻片离心沉淀法、细胞室沉淀法收集细胞，以提高计数的准确性。离心应控制速度和时间。

（5）若脑脊液标本陈旧、细胞变形或数量太多，不易区分细胞形态时，白细胞直接分类误差较大，应改用涂片染色分类法计数。

（6）染色分类时，如见内皮细胞、室管膜细胞应计入分类百分比中。若见到分类不明的细胞，另行描述报告，如脑膜白血病细胞或肿瘤细胞等。

（7）细胞计数时，应注意新型隐球菌与白细胞、红细胞的区别。新型隐球菌不溶于乙酸，加优质墨汁后可见不着色的荚膜，白细胞加酸后细胞核形态更加明显，红细胞加酸后溶解。

3. 白细胞校正　为避免因出血引起的白细胞增多的影响，血性脑脊液标本的白细胞须校正。校正方法是首先计数血液中红细胞数、白细胞数及脑脊液细胞总数和白细胞数，然后用下面公式校正。

$$校正后脑脊液白细胞数/L = \left[校正前脑脊液白细胞数/L - \frac{脑脊液红细胞数/L}{血液红细胞数/L} \right.$$
$$\left. \times 血液白细胞数/L \right] \times 10^6$$

4. 生物安全　改良牛鲍血细胞计数板用后应用75%乙醇浸泡消毒60分钟。

【讨论】

1. 如何区分脑脊液中的红细胞、白细胞和新型隐球菌？

2. 影响脑脊液细胞计数及分类计数的因素有哪些，如何控制这些因素？

实验三　脑脊液蛋白质定性检查

一、潘迪试验

【目的】　掌握脑脊液蛋白质定性检查潘迪试验的方法。

【原理】　脑脊液中球蛋白与苯酚结合，形成不溶性蛋白盐产生白色混浊或沉淀。

【材料】

1. 器材　小试管、试管架、刻度吸管、滴管。

2. 试剂　饱和苯酚溶液：取纯苯酚10ml，加蒸馏水至100ml，充分混匀，置入37℃温箱中数小时，见底层有苯酚析出，取上层即为饱和苯酚溶液，于棕色瓶中避光保存。

3. 标本　新鲜脑脊液。

【操作】

1. 加试剂　取小试管1支，加入饱和苯酚溶液2ml。

2. 加标本　用滴管垂直滴入脑脊液1~2滴。

3. 观察结果　立即在日光灯下，衬以黑色背景，观察有无白色混浊或沉淀以及混浊或沉淀程度，再轻轻混匀，继续观察。

4. 判断结果　见表7-1。

表 7-1　脑脊液潘迪试验结果判断

结果	判断标准
−	清晰透明
±	呈微白雾状,在黑色背景下才能看到
+	灰白色云雾状
++	白色混浊或白色薄云状沉淀
+++	白色浓絮状沉淀或白色浓云块状
++++	立即形成白色凝块

【参考区间】　阴性或弱阳性。

【注意事项】

1. 器材　应清洁,否则易出现假阳性结果。为了便于观察实验结果,可选择小口径的试管(直径一般为 12mm)。

2. 试剂　苯酚纯度影响检查结果,如有杂质可引起假阳性。当温度在 10℃以下时,应将苯酚保存在 37℃温箱中,否则饱和度降低,可导致假阴性。

3. 标本　标本混浊或因穿刺出血,混入血浆蛋白或红细胞过多,可引起假阳性,须离心沉淀,吸取上清液进行检查,同时报告结果时应注明穿刺出血。

4. 操作　加标本时,用滴管将待检标本垂直加于小试管中,注意滴管不要倾斜,不要接触试管壁,以免影响结果。

5. 阳性对照　可取正常脑脊液或者配制与正常脑脊液成分基本相似的基础液中加入不同量的球蛋白,作为阳性对照。

6. 结果观察　加入标本后应立即在黑色背景下观察结果。

7. 结果分析　正常脑脊液球蛋白含量很低,潘迪试验过于敏感,致使部分健康人脑脊液也出现极弱阳性结果,应注意正确评价实验结果。

8. 其他　同脑脊液理学检查。

二、硫酸铵试验

【目的】　掌握脑脊液蛋白质定性检查硫酸铵试验(罗-琼试验与偌-爱试验)的方法。

【原理】　饱和硫酸铵溶液可以沉淀球蛋白,如脑脊液中球蛋白增加,在饱和硫酸铵溶液中加入脑脊液即可在两液交界处出现白色反应环,为阳性。除去球蛋白后,用乙酸煮沸法测定清蛋白,为偌-爱试验。

【材料】

1. 器材　小试管、试管架、刻度吸管、吸耳球、滴管。

2. 试剂

(1)饱和硫酸铵溶液:取硫酸铵 85.0g,加蒸馏水至 100ml。

(2)5% 乙酸溶液。

3. 标本　新鲜脑脊液。

【操作】

1. 罗-琼试验

(1)加试剂:取小试管 1 支,加入硫酸铵溶液 0.5~1ml。

（2）加标本：用滴管取脑脊液 0.5ml 沿管壁缓缓加入。

（3）观察结果：3 分钟内观察两液界面有无白色混浊环。

（4）判断结果：3 分钟内两液界面有白色混浊环，即为罗-琼试验阳性。

2. 偌-爱试验

（1）混匀：将罗-琼试验后试管内两种液体混匀。

（2）观察、判断结果：观察 3 分钟内有无白色混浊或沉淀，如 3 分钟内白色混浊或沉淀不消失或更混浊，为偌-爱试验Ⅰ相阳性，提示球蛋白增高。如为清晰或仅微呈白色混浊，即为阴性。

（3）过滤、加酸：将上述混合液过滤，于滤过液中滴入 5% 乙酸溶液少许，使其为酸性，再加热煮沸。

（4）观察、判断结果：观察 3 分钟内有无白色混浊或沉淀，如 3 分钟内有白色混浊或沉淀，即为偌-爱试验Ⅱ相阳性，提示清蛋白增高。如出现清晰或是轻度乳白色或者微呈白色混浊，即为阴性。

【参考区间】　阴性或弱阳性。

【注意事项】

1. 硫酸铵不纯可以引起假阳性。

2. 罗-琼试验加脑脊液要沿管壁缓缓加入，加入后防止振荡。

3. 加酸量适宜，太多或太少可引起假阳性。

4. 其他　同潘迪试验。

【讨论】

1. 潘迪试验、罗-琼试验和偌-爱试验Ⅰ、Ⅱ相试验分别检查脑脊液中的哪种蛋白，上述试验方法各有何优、缺点？

2. 影响潘迪试验的因素有哪些，如何控制？

（龚道元）

第八章
浆膜腔积液检验

实验一 浆膜腔积液理学检查

【目的】 掌握浆膜腔积液理学检查的内容和方法。

【原理】 由于漏出液与渗出液的产生机制不同,所含蛋白、细胞、细菌等内容物质和量的不同,导致积液颜色、透明度、凝固性及比重差异,可通过感官或简单的方法区别。

【材料】

1. 器材

(1)试管、试管架。

(2)比重计1套(包括比重计1支和比重筒1个)。

2. 标本 新鲜浆膜腔穿刺液。

【操作】

1. 观察颜色 在白色背景下,肉眼观察浆膜腔积液颜色,并报告结果。

2. 观察透明度 在黑色背景下,轻摇标本并肉眼观察浆膜腔积液透明度,并报告结果。

3. 观察凝固性 肉眼观察浆膜腔积液有无凝块形成,并报告结果。

4. 测定比重 将未凝固、充分混匀的浆膜腔积液缓慢倒入比重筒中,其量以能悬浮起比重计为宜。将比重计轻轻放入比重筒中并加以捻转,待其静止并自由悬浮于浆膜腔积液中(勿使其接触比重筒壁),读取与液体凹面相重合的比重计上的刻度数值。

【参考区间】

漏出液:淡黄色,清晰透明,无凝块形成,比重 <1.015。

渗出液:呈深浅不同的黄色、红色、乳白色等颜色,并有不同程度混浊,可有凝块生成,比重多 >1.018。

【注意事项】

1. 器材 均须清洁干燥。

2. 标本 ①采用第3管标本用于理学和细胞学检查,以尽量减少穿刺出血对细胞计数的干扰。②采集标本时加入 100mg/ml EDTA-K_2 抗凝(每 0.1ml 可抗凝 6ml 标本),避免标本凝固。③第4管不加任何抗凝剂,用以观察有无凝固现象。

3. 观察颜色与透明度时要注意光线与背景。

4. 观察凝固性时,如凝块不明显,可倾斜试管仔细观察。

5. 测定比重时,如标本量少,可采用折射仪测定。或者在标本中加入蒸馏水进行一定倍数稀释后测定。

【讨论】

1. 试从漏出液和渗出液产生的机制来分析浆膜腔积液理学性状的改变及其临床意义。

2. 当浆膜腔积液理学检查中没有发现凝块生成,为什么不能立即确定该积液为渗出液?

实验二　浆膜腔积液显微镜检查

【目的】　掌握浆膜腔积液细胞计数及细胞分类的方法。

【原理】

1. 细胞总数计数　将浆膜腔积液直接或稀释一定倍数后充入改良牛鲍血细胞计数板,在显微镜下计数一定范围内的细胞总数,计算出标本中细胞总数。

2. 有核细胞计数　将破坏了红细胞的浆膜腔积液直接或稀释一定倍数后,充入改良牛鲍血细胞计数板,在显微镜下计数一定范围内的有核细胞数,计算出标本中有核细胞数。

3. 细胞分类计数　直接在高倍镜下,依据有核细胞的形态特征进行分类,或将浆膜腔积液制成涂片并染色后在油镜下进行分类,计算出浆膜腔积液中各种细胞的数量或百分比。

【材料】

1. 器材

(1)试管、试管架、吸管、吸耳球、微量吸管、乳胶吸头。

(2)改良牛鲍血细胞计数板、盖玻片、绸布。

(3)显微镜、擦镜纸、载玻片、推片。

2. 试剂

(1)生理盐水或红细胞稀释液、冰乙酸、白细胞稀释液。

(2)Wright 染液或 Wright-Giemsa 染液。

(3)香柏油、清洁液。

3. 标本　新鲜浆膜腔穿刺液。

【操作】

1. 细胞总数计数

(1)直接计数法:①充液:用微量吸管吸取适量混匀的浆膜腔积液,充入改良牛鲍血细胞计数板的上、下两个计数室。②计数:静置 2～3 分钟,待细胞下沉后,低倍镜下计数 2 个计数池内四角和中央大方格共 10 个大方格内的细胞数。③计算:10 个大方格内的细胞总数即为每微升浆膜腔积液细胞总数,再 ×10⁶ 换算成每升浆膜腔积液的细胞总数。

(2)稀释计数法:①稀释:用生理盐水或红细胞稀释液对标本进行一定倍数稀释。②充液、计数:用微量吸管吸取适量混匀的稀释标本,按照直接计数法进行充液和计数。③计算:10 个大方格内的细胞总数乘以稀释倍数,再 ×10⁶ 即为每升浆膜腔积液的细胞总数。

2. 有核细胞计数

(1)直接计数法:①破坏红细胞:在小试管内加入冰乙酸 1～2 滴,转动试管,使内壁黏附少许冰乙酸后倾去;滴加混匀的浆膜腔积液 3～4 滴,混匀,静置数分钟以破坏红细胞。②充液:用微量吸管吸取适量混匀的浆膜腔积液,充入改良牛鲍血细胞计数板的上、下两个计数室。③计数:静置 2～3 分钟,待细胞下沉后,低倍镜下计数 2 个计数室内四角和中央大方格共 10 个大方格内的细胞数。④计算:10 个大方格内的细胞总数即为每微升浆膜腔积液有核细胞总数,再 ×10⁶ 换算成每升浆膜腔积液的有核细胞总数。

(2)稀释计数法:①稀释:用白细胞稀释液对标本进行一定倍数稀释,同时破坏红细胞。

②充液、计数:用微量吸管吸取适量混匀的稀释标本,按照直接计数法进行充液和计数。

③计算:10 个大方格内的细胞总数乘以稀释倍数,再乘以 10^6,即为每升浆膜腔积液的有核细胞总数。

3. 有核细胞分类

(1)直接分类法:有核细胞计数后,直接将低倍镜转换为高倍镜,分类计数至少 100 个细胞,根据细胞形态和细胞核形态分为单个核细胞(包括淋巴细胞、单核细胞和间皮细胞)和多个核细胞(粒细胞)。

(2)涂片染色分类法:①涂片制备:将浆膜腔积液以 1000rpm 离心 5 分钟,弃上清,取沉淀物制成均匀薄片,置于室温下或 37℃恒温箱内尽快干燥。②Wright 或 Wright-Giemsa 染色:详见外周血涂片染色。③分类计数:按照外周血白细胞分类的方法,在油镜下分类计数至少 100 个有核细胞。

【参考区间】

漏出液:细胞总数多 $<100 \times 10^6/L$,以淋巴细胞、间皮细胞为主。

渗出液:细胞总数多 $>500 \times 10^6/L$,因病因不同以中性粒细胞或淋巴细胞为主。

【注意事项】

1. 器材　均须清洁干燥。

2. 标本

(1)应采用第 3 管用于细胞学检查,以尽量减少穿刺出血对细胞计数的干扰,并加入 100mg/ml EDTA-K_2 抗凝(每 0.1ml 可抗凝 6ml 标本),避免标本凝固。

(2)标本必须及时送检,以免标本凝固或细胞破坏,导致结果不准确。

3. 细胞计数

(1)取标本前必须混匀,否则影响计数结果。

(2)清晰透明或微混、细胞较少的浆膜腔积液宜采用直接计数法。

(3)混浊、细胞较多的浆膜腔积液宜采用稀释计数法。

(4)有核细胞计数时,直接计数时试管中的冰乙酸要尽量除去,否则结果偏低。

(5)如为血性浆膜腔积液,有核细胞必须进行校正,除外因出血而带入积液的白细胞数,校正公式同脑脊液有核细胞校正公式。

(6)标本稀释倍数和计数面积要根据细胞的多少进行调整,从而将细胞计数误差控制在变异百分数 5% 以内(至少需要在计数室中计数 400 个细胞)。

4. 细胞分类

(1)直接分类法时如有核细胞不足 100 个,可直接写出单个核和多个核细胞的具体数量。

(2)若由于标本陈旧、细胞变形导致直接分类误差较大,应改为涂片染色分类。

(3)涂片染色分类时,标本离心速度不宜太快,否则易导致细胞变形;必要时浓集细胞可用细胞玻片离心沉淀仪收集细胞,以提高有核细胞分类的准确性。

(4)涂片制备不少于 3~5 张,以备查找肿瘤细胞;必要时同时制备厚片。

(5)染色分类过程中若发现间皮细胞和不能分类的异常细胞应另外描述,并行 H-E、巴氏染色查找肿瘤细胞。

【讨论】　影响浆膜腔积液细胞计数的因素有哪些? 如何控制?

实验三 浆膜腔积液黏蛋白定性试验

【目的】 掌握浆膜腔积液黏蛋白定性的方法。

【原理】 浆膜腔上皮细胞受到炎症等因素刺激时,分泌黏蛋白增多。黏蛋白是一种主要由黏多糖组成的酸性糖蛋白,等电点 pI 为 3~5,可在 pH 为 3~5 的稀乙酸中出现白色沉淀。

【材料】

1. 器材 100ml 量筒、滴管、乳胶吸头。

2. 试剂 蒸馏水、冰乙酸。

3. 标本 新鲜浆膜腔穿刺液。

【操作】

1. 制备稀乙酸 在 100ml 量筒中加入 0.1ml 冰乙酸,再加入 100ml 蒸馏水,充分混匀(pH 3~5),静置数分钟。

2. 加标本 吸取已混匀浆膜腔积液靠近量筒液面垂直逐滴轻轻滴下 1~3 滴。

3. 观察结果 立即在黑色背景下观察有无白色沉淀生成及其下降速度。

4. 判断结果 结果判断标准及报告方式见表 8-1。

表 8-1 浆膜腔积液黏蛋白定性试验结果判断标准及报告方式

结果	报告方式
清晰不显雾状	−
渐呈白雾状	±
加入标本立即出现白雾状	+
加入标本立即出现白薄云状	++
加入标本立即出现白浓云状	+++

【参考区间】 漏出液:多为阴性;渗出液:多为阳性。

【注意事项】

1. 器材 均须清洁干燥。

2. 标本 混浊浆膜腔积液经离心沉淀后,用上清液进行试验,以避免积液中其他有形成分的干扰。

3. 制备稀乙酸 ①100ml 蒸馏水加入 100ml 量筒中才能保证足够的观察高度。②制备的稀乙酸要保证 pH 在 3~5,否则会出现假阴性结果;因此加入冰乙酸的量应适当,冰乙酸和蒸馏水应充分混匀。

4. 加标本 靠近液面,逐滴滴加标本,可以避免由于重力等因素对判断沉淀下降速度的影响。

5. 方法局限 本试验结果与蛋白质总量有关,蛋白含量在 30g/L 以下时全部为阴性反应;超过 40g/L 时全部呈阳性反应;30~40g/L 之间者约 80% 为阳性。

【讨论】 分析总结黏蛋白定性试验的影响因素,如何控制?

第九章

关节腔积液检验

实验一　关节腔积液理学检查

【目的】　掌握关节腔积液理学检查的内容和方法。

【原理】　由于引起关节腔积液的原因各异,导致积液量、颜色、透明度、黏稠度、凝块形成等不同,可通过感官区别。

【材料】

1. 器材　试管、试管架、刻度吸管、滴管、注射器。

2. 标本　新鲜浆膜腔穿刺液。

【操作】

1. 观察颜色　在白色背景下,肉眼观察关节腔积液的颜色,并报告结果。

2. 观察透明度　在黑色背景下,轻摇标本并肉眼观察透明度,并报告结果。

3. 判断黏稠度　用注射器吸取关节腔积液,再从针头滴出,观察有无线状拉丝形成,及其形成的拉丝长度,并报告结果。

4. 观察凝块　轻轻倾斜试管,肉眼观察有无凝块及凝块所占积液的比例,并报告结果。

【参考区间】　淡黄色或无色、清晰透明,拉丝长度可达 3～6cm,黏稠度高,无凝块生成。

【注意事项】

1. 器材　均须清洁干燥。

2. 标本　第 1 管用于微生物培养,采用无菌试管;第 2 管用于显微镜检查,每毫升关节腔积液用肝素钠 25 单位抗凝(不能采用肝素锂、草酸盐或 EDTA 干粉,以免人为形成晶体,干扰显微镜检查);最后 1 管不加抗凝剂,用于观察关节腔积液凝固性。

3. 观察颜色和透明度应注意光线与背景。

4. 判断黏稠度时,拉丝长度 3～6cm,为黏度正常;拉丝长度 <3cm,或难以挑起,为黏度下降;拉丝长度 >6cm,为黏度增加。

5. 观察凝固性时,如凝块不明显,应倾斜试管仔细观察。凝块占试管中积液体积的1/4,为轻度凝固;占 1/2,为中度凝固;占 2/3,则为重度凝固。

【讨论】　如何判断血性关节腔积液是穿刺出血还是病理性出血?

实验二　关节腔积液显微镜检查

【目的】　掌握关节腔积液细胞计数和分类,重点掌握关节腔积液结晶形态。

【原理】

1. 细胞总数计数　将关节腔积液直接或稀释一定倍数后充入改良牛鲍血细胞计数板,

在显微镜下计数一定范围内的细胞数,计算出标本中细胞总数。

2. 细胞分类计数 将关节腔积液制成涂片并染色后在油镜下进行分类,计算出关节腔积液中各种细胞的数量或百分比。

3. 结晶检查 关节腔积液涂片后显微镜下观察判断结晶种类。

【材料】

1. 器材

(1)试管、试管架、吸管、吸耳球、微量吸管、乳胶吸头。

(2)显微镜、改良牛鲍血细胞计数板、绸布、载玻片、推片、盖玻片、拭镜纸。

2. 试剂

(1)生理盐水或红细胞稀释液、香柏油、清洁液。

(2)10g/L 皂素生理盐水或 0.3mol/L NaCl 或 0.1mol/L HCl 溶液。

(3)Wright 染液或 Wright-Giemsa 染液。

3. 标本 新鲜浆膜腔穿刺液。

【操作】

1. 细胞计数

(1)直接计数法:①充液:用微量吸管吸取适量混匀的关节腔积液,充入改良牛鲍血细胞计数板的上、下两个计数室。②计数:静置 2~3 分钟,待细胞下沉后,低倍镜下计数 2 个计数室内四角和中央大方格共 10 个大方格内的细胞数。③计算:10 个大方格内的细胞总数即为每微升关节腔积液细胞总数,再 ×10^6 换算成每升关节腔积液的细胞总数。

(2)稀释计数法:①稀释:如非血性关节腔积液,用生理盐水或红细胞稀释液对标本进行一定倍数稀释;如为血性关节腔积液,用 10g/L 皂素生理盐水(或 0.3mol/L NaCl 或 0.1mol/L HCl 溶液)对标本进行一定倍数稀释,同时破坏红细胞。②充液、计数:用微量吸管吸取适量混匀的稀释的标本,按照直接计数法进行充液和计数。③计算:10 个大方格内的细胞总数乘以稀释倍数,再乘以 10^6,即换算成每升关节腔积液的细胞总数(或白细胞总数)。

2. 细胞分类

(1)涂片制备:将关节腔积液直接涂片,或以 1000rpm 离心 5 分钟,弃上清,取沉淀物制成均匀薄片,置于室温下或 37℃ 恒温箱内尽快干燥。

(2)Wright 或 Wright-Giemsa 染色:详见外周血涂片染色。

(3)分类计数:按照外周血白细胞分类的方法,在油镜下分类计数至少 100 个有核细胞。

3. 结晶检查 将关节腔积液直接涂片,或以 1000rpm 离心 5 分钟,弃上清,取沉淀物制成涂片,盖上盖玻片,显微镜检查。

【参考区间】 无红细胞;白细胞(200~700)×10^6/L;单核-巨噬细胞 65%,中性粒细胞 20%,淋巴细胞 15%,偶见软骨细胞和组织细胞。无结晶。

【注意事项】

1. 器材 均须清洁干燥。

2. 标本 ①第 2 管标本用于显微镜检查,每毫升关节腔积液需用肝素钠 25 单位抗凝(不可采用肝素锂、草酸盐或 EDTA 干粉,以免人为形成晶体,干扰显微镜检查)。②标本黏稠度高时,需要用透明质酸酶温育消化处理后进行检测。

3. 细胞计数

(1)取标本前必须混匀,否则影响计数结果。

（2）清晰透明或微混、细胞较少的关节腔积液适用于直接计数法。

（3）混浊、细胞较多的关节腔积液适用于稀释计数法。

（4）如关节腔积液中有大量红细胞，则需要破坏红细胞，以避免干扰白细胞计数；但因关节腔积液中的透明质酸与蛋白质形成的复合物在乙酸作用下可形成黏蛋白凝块，故不宜采用冰乙酸或白细胞稀释液，可应用 10g/L 皂素生理盐水或 0.3mol/L NaCl 或 0.1mol/L HCl 溶液稀释以破坏红细胞。

（5）标本稀释倍数和计数面积要根据细胞的多少进行调整，从而将细胞计数误差 CV 控制在 5% 以内（至少需要在计数室中计数 400 个细胞）。

4. 细胞分类

（1）标本离心速度不宜太快，否则易导致细胞变形；必要时浓集细胞可用细胞玻片离心沉淀仪收集细胞，以提高细胞分类的准确性。

（2）涂片制备不少于 3~5 张，以备查找肿瘤细胞；必要时同时制备厚片。

（3）关节腔积液除了单核细胞、中性粒细胞、淋巴细胞等细胞外，还可能会见到一些特殊细胞，如狼疮细胞、类风湿细胞或赖特细胞等。狼疮细胞为吞噬 1 个或多个淡红色"均匀体"（由于抗核抗体作用，肿胀变性的白细胞核）的中性粒细胞，其自身胞核被挤在一边；类风湿细胞为胞质中含 10~20 个直径在 0.5~1.5μm 的黑色颗粒（IgM、IgG 与补体组成）的中性粒细胞，颗粒主要分布在细胞边缘；赖特细胞为吞噬了退化变性的中性粒细胞的单核-巨噬细胞。

（4）分类过程中若发现不能分类的异常细胞应另外描述，并行 H-E、巴氏染色查找肿瘤细胞。

5. 结晶检查

（1）结晶检查最好采用偏振光显微镜。

（2）结晶检查涂片所用载玻片和盖玻片应该用乙醇处理并清洁后再用擦镜纸仔细擦干，以消除外来颗粒杂质的影响。

【讨论】 分析关节腔积液显微镜检查的影响因素，如何控制？

（唐 敏）

第十章

寄生虫检验

实验一　消化道线虫检查

【目的】　掌握常见消化道线虫(蛔虫、钩虫、蛲虫及鞭虫)虫卵形态结构及其检查方法;熟悉常见消化道线虫成虫外形特征。

【材料】

1. 标本

(1)示教标本(保藏标本):蛔虫成虫、蛔虫解剖标本、蛔虫肠梗阻病理标本、鞭虫成虫、蛲虫成虫、十二指肠钩虫成虫、美洲钩虫成虫标本。

(2)观察标本:蛔虫、钩虫、蛲虫及鞭虫的虫卵封片标本、两种钩虫成虫的染色玻片标本、蛲虫成虫的染色玻片标本。

(3)送检标本:新鲜粪便。

2. 器材　光学显微镜、温箱、清洁玻片、竹签、100目不锈钢筛、试管、试管架、透明胶纸、棉签、漂浮瓶(或青霉素小瓶)、"T"形滤纸条、玻璃纸片、放大镜、橡皮塞、吸管等。

3. 试剂　生理盐水、甘油-孔雀绿溶液、饱和盐水、蒸馏水。

【操作】

1. 检查方法

(1)粪便直接涂片法

1)操作步骤:①取洁净的载玻片,中央滴一滴生理盐水。②用竹签或牙签挑取火柴头大小的粪便,于生理盐水内调匀。③将调匀后的粪便左右摊开,涂成薄涂片,涂片的厚薄以透过涂片隐约可辨认书上的字迹为宜,不宜过厚并防止干涸。④检查时应移动推进器,顺序观察,先用低倍镜查找虫卵,如有疑问再换高倍镜详细观察。

2)注意事项:①每一份粪便常规需检查3张涂片。②粪便必须新鲜,盛粪便的容器应干净,防止污染与干燥。③检查肠道寄生虫卵,也可用自来水代替生理盐水。

(2)厚涂片透明法(改良加藤法)

1)操作步骤:①将粪便用100目不锈钢筛过滤,取粪便沉渣约50mg,置于载玻片上。②覆以浸透甘油-孔雀绿溶液的玻璃纸片,用橡皮塞轻压,使粪便铺开成2cm×2.5cm大小。③置于30~36℃温箱中半小时或25℃左右约1小时,待粪膜稍干,即可镜检,镜检方法同粪便直接涂片法。

2)注意事项:①玻璃纸浸于甘油-孔雀绿溶液中至少24小时,使玻璃纸浸透呈现绿色。②此法需掌握粪膜的合适厚度和透明的时间。如粪膜厚、透明时间短,虫卵难以发现;如透明时间过长则虫卵变形,也不易辨认。如检查钩虫卵时,透明时间应在30分钟以内。

(3)饱和盐水浮聚法:本法利用相对密度较大的饱和盐水,使相对密度较小的虫卵,特别是钩虫卵,漂浮在溶液上面,而达浓集的目的。

1)操作步骤:①取黄豆大小粪块,置于盛有少量饱和盐水的浮聚瓶内(或用青霉素瓶代替),将粪便捣碎搅匀。②再往小瓶内用滴管缓慢滴加饱和盐水,加至液面略高于瓶口,以不溢出为止。③取洁净载玻片一块,盖于瓶口,静置约15分钟。④将载玻片垂直向上拿起并迅速翻转,镜检。

2)注意事项:①挑取粪便时应注意从不同部位挑取,粪便量不宜过少或过多。②盖载玻片时应避免产生气泡,静置时间要充足。③镜检时光线不要太强,应先用低倍镜查找虫卵,然后再换高倍镜详细观察。

(4)钩蚴培养法:此法不需用显微镜,且阳性率比粪便涂片法高7.2倍,效果较好。常用的是小试管培养法,本法不仅可用于钩虫感染,而且还可用作钩虫卵计数。

1)操作步骤:①取一洁净试管,加入蒸馏水1.5~2ml,将已剪成的与试管直径等宽的"T"形滤纸条,上端用铅笔写上受检者姓名及受检日期。②用竹签挑取少许粪便(约半粒蚕豆大小,若需做虫卵计数,则必须准确地称取0.5g),均匀地涂于滤纸条中1/3处。③将涂有粪便的滤纸条插入试管内,使滤纸下端空白处的1/3浸入水中,但不要触及管底。置于20~30℃条件下培养。④3~5日后,将滤纸条取出,检查管内水中有无钩蚴。若有钩蚴,在水中虫体透明,用肉眼或放大镜观察,可见其呈蛇样运动。

2)注意事项:①滤纸条插入试管时,注意勿使滤纸条上的粪便混入试管内的水中。②培养过程中必须注意每天补充管内蒸发掉的水分。③若做虫卵计数,则需将试管离心,取管内沉淀部分置于载玻片上,用普通放大镜或显微镜计数钩蚴的数目。

(5)透明胶纸法

1)操作步骤:用宽2cm的透明胶剪成6cm的一段,贴于干净载玻片上,将其一端向胶面折叠0.5cm,便于揭开胶纸。载玻片上的一端贴上标签,并注明检查者的姓名或编号。检查时揭下胶纸,用纸反复粘贴患者肛门周围的皮肤,然后将胶纸平贴于玻片上镜检。

2)注意事项:①此方法是利用蛲虫雌虫夜间在肛门外产卵的特点,检查时间应在清晨便前。②如胶纸复位有较多的气泡,可揭开胶纸加一滴生理盐水或二甲苯,覆盖胶纸后镜检。③镜检应在48小时内完成,否则黏附在胶纸上的虫卵会因为时间过久而发生皱缩变形影响检查结果。④此方法还可用于其他肛周虫卵检查,如带绦虫卵检查。

(6)棉签拭子法

1)操作步骤:①将棉签浸入生理盐水中,取出棉签在试管壁拧去过多的水滴,在肛门周围擦拭。②将擦拭后的棉签放入盛有少量饱和盐水的青霉素小瓶中,快速摆动,然后提起棉签并在瓶壁内挤净盐水后弃去。③再将小瓶中的饱和盐水加满直至略高于瓶口,覆盖一载玻片,15分钟后取下载玻片镜检。

2)注意事项:①注意棉签拭子放入青霉素小瓶时的搅动速度和力度。②检查蛲虫卵的时间应在清晨便前。③其他注意事项同饱和盐水浮聚法。

2. 结果观察

(1)钩虫成虫染色玻片标本:低倍镜下观察。

1)钩虫口囊:十二指肠钩虫口囊腹侧前缘有两对钩齿;美洲钩虫口囊腹侧前缘有一对板齿。

2)钩虫雄虫交合刺:十二指肠钩虫交合刺有两根,呈鬃状,末端分开;美洲钩虫交合刺一根末端形成倒钩,与另一根末端合并包于膜内。

3)钩虫雄虫尾部交合伞:十二指肠钩虫交合伞略圆;美洲钩虫交合伞略扁,似扇形。

4)背辐肋:十二指肠钩虫背辐肋由远端分两支,每支又分 3 小支;美洲钩虫背辐肋基部分两支,每支又分两小支。

(2)蛲虫成虫染色玻片标本:低倍镜下观察。虫体外被具有横纹的角皮层,前端的角皮层膨大,形成头翼,口周有三个小唇瓣,咽管末端膨大呈球形,称咽管球。虫体中部可见充满虫卵的子宫,生殖系统为双管型。

(3)虫卵封片标本:将玻片置于显微镜载物台上,低倍镜下寻找虫卵,仔细观察,掌握低倍镜下形态;再转至高倍镜,观察并掌握高倍镜下形态。虫卵的辨认依据形状、大小、颜色、卵壳及内含物等特征,并注意与粪便残渣和食入的酵母菌、真菌、花粉、植物纤维、油滴等异物加以区别。

1)蛔虫卵:①受精蛔虫卵呈宽椭圆形,大小为$(45 \sim 75)\mu m \times (35 \sim 50)\mu m$,卵壳较厚,壳的表面通常有一层由虫体子宫分泌物形成的凹凸不平的蛋白质膜,在肠道内被胆汁染成棕黄色;卵内有一个大而圆的卵细胞,它的两端与卵壳间常有一新月形空隙。②未受精蛔虫卵呈长椭圆形(有时其形状不太规则),大小为$(88 \sim 94)\mu m \times (39 \sim 44)\mu m$,棕黄色,卵壳及蛋白质膜均较受精卵薄,卵内含有许多折光性较强的卵黄颗粒。③脱蛋白质膜蛔虫卵是受精卵或未受精卵的蛋白质膜脱落所致,虫卵无色透明,表面光滑,其余形态同受精卵或未受精卵,观察时应注意勿与其他虫卵和植物细胞(多角形)相混淆。

2)鞭虫卵:呈腰鼓形,较蛔虫卵小,大小为$(50 \sim 54)\mu m \times (22 \sim 23)\mu m$,卵壳较厚,棕黄色,卵两端稍尖,各具一透明塞状突起(或称透明栓、盖塞),卵内含一椭圆形卵细胞。

3)蛲虫卵:无色透明,大小为$(50 \sim 60)\mu m \times (20 \sim 30)\mu m$,虫卵呈不对称椭圆形,一侧扁平,一侧凸起,卵壳较厚,卵内含一卷曲折叠的幼虫胚胎。

4)钩虫卵:呈宽椭圆形,大小为$(56 \sim 76)\mu m \times (36 \sim 40)\mu m$,,卵壳薄而透明,内含有 $2 \sim 4$ 个细胞(如粪便搁置 $1 \sim 2$ 天后,则虫卵内细胞分裂为多细胞期或发育为幼虫期),卵细胞与卵壳间常有一圈透亮的卵周隙。十二指肠钩虫和美洲钩虫的虫卵在形态上没有区别。

【讨论】

1. 如何鉴别四种常见消化道线虫卵?

2. 消化道线虫主要检查方法有几种?并说出每种检查方法的优缺点及注意事项。

实验二　组织线虫(丝虫和旋毛虫)检查

【目的】　掌握两种丝虫微丝蚴的形态特征及其检查方法;掌握旋毛虫囊包的形态结构;熟悉旋毛虫囊包活组织检查的方法。

【材料】

1. 标本

(1)示教标本(保藏标本):丝虫成虫。

(2)观察标本:未染色微丝蚴玻片标本、马来微丝蚴染色玻片标本、班氏微丝蚴染色玻片标本、旋毛虫成虫染色玻片标本、旋毛虫囊包蚴染色玻片标本。

(3)送检标本:感染旋毛虫的动物肉。

2. 器材　光学显微镜、采血针、载玻片、推片、玻璃棒、75%乙醇棉球、蜡笔、剪刀。

3. 试剂　Giemsa 染液、pH 7.0 或 7.2 的磷酸盐缓冲液、50%甘油乙醇。

【操作】

1. 检查方法

(1)厚血膜法(为常用的丝虫病诊断方法)

1)操作步骤:①75%乙醇棉球消毒受检者耳垂,待干后用左手拇指与示指提住耳垂下方,并使耳垂下方皮肤绷紧,右手指将采血针速刺耳垂,挤出三大滴血,滴于洁净载玻片的中央。②用另一载玻片的一角,轻轻将血滴自内向外作螺旋形摊开涂成约 2.5cm×1.5cm 的厚血膜。③将玻片平放,待其自然干燥。④将血片置于清洁的水中(也可滴加蒸馏水或清水,铺满血膜),15~20 分钟,脱去血红蛋白,待血膜变为灰白色后取出,揩去玻片反面的水,镜检。⑤Giemsa 染色:用 pH 7.0 或 7.2 的磷酸盐缓冲液,稀释 Giemsa 染液,比例为 15~20 份缓冲液加 1 份 Giemsa 染液。用蜡笔画出范围,将稀释的染液滴于已固定的血膜上,染色 30 分钟(室温),再使用上述缓冲液冲洗,血片晾干后镜检。

2)注意事项:①取血时间于晚上 9 时以后至次晨 2 时为宜。②载玻片必须洁净,无油渍,否则血膜容易脱落。③血膜要充分晾干,否则染色时也易脱落。④采血针和采血部位的皮肤应采用 75%乙醇消毒后方可采血。

(2)肌肉压片活组织检查法

1)操作步骤:用手术剪刀剪取米粒大小肌肉组织(临床通常取腓肠肌或肱二头肌),置于玻片上,滴加 50%甘油乙醇 1 滴,覆以另一载玻片,均匀压紧,低倍镜下观察。

2)注意事项:①取下的肌肉须立即观察,否则幼虫会变得模糊,不易观察。②实验中用过的玻片、剪刀等须煮沸处理,防止污染。③此法因受取材的局限,检出率不高,轻度感染或早期感染往往不易检出。

2. 结果观察

(1)未染色微丝蚴玻片标本:在低倍镜下,观察未染色的厚血膜片,微丝蚴呈丝状,粗细均匀一致,无色透明,折光性强,体前端钝圆,后端尖细,观察时应注意与棉花纤维和其他杂物的区别。棉花纤维粗细长短不等,两端平齐或尖削,内呈网状构造。

(2)班氏微丝蚴染色玻片标本:班氏微丝蚴经染色后,可观察到详细的形态结构。先用低倍镜在染色片中找到班氏微丝蚴,微丝蚴细长、无色透明、头端钝圆、尾端尖细、呈不同弯曲的虫体。然后将虫体移至视野的中心,换高倍镜观察其内部构造。班氏微丝蚴大小为 (224~296)μm×(5.3~7.0)μm,弯曲自然柔和,前端钝圆,后端尖细,体披有一层鞘膜,鞘膜在虫体前后端最为明显,体核大小均匀,排列整齐,清晰可数。体前端有一无核的空隙,为头间隙,班氏微丝蚴的头间隙较短,长宽之比为 1:1 或 1:2。头间隙下方约为虫体前 1/5 处有一小段无色透明的无核区,为神经环。体核分布到后端略前处为止,尾端有一小段无色透明区,无尾核。

(3)马来微丝蚴染色玻片标本:用同样的方法观察马来微丝蚴。马来微丝蚴较班氏微丝蚴略小(177~230)μm×(5~6)μm,体外也披有鞘膜,可清楚观察到,虫体弯曲不自然,比较僵硬并有小的曲折,体核大小形态不一,排列不整齐,相互重叠,不易数清。头间隙较长,长宽之比约为 2:1。尾部有 2 个膨大区,前后排列,其内各有 1 个尾核。

(4)旋毛虫成虫染色玻片标本:低倍镜观察,虫体丝状,前端稍细,雌虫长 3~4mm,宽 0.06mm;雄虫长 1.4~1.6mm,宽 0.04mm。咽管毛细管状,占虫体的 1/3~1/2。生殖器为单管型。

(5)旋毛虫幼虫囊包染色玻片标本:低倍镜观察。囊包多见于横纹肌内,有两层囊壁,囊包和肌肉纤维平行排列。囊包呈梭形,内含幼虫 1 ~ 2 条,囊内幼虫细长卷曲,大小约 $124\mu m \times 6\mu m$。

【讨论】

1. 如何鉴别班氏微丝蚴和马来微丝蚴?

2. 微丝蚴血检时间为何在夜间? 微丝蚴还可在哪些体液中检出?

3. 旋毛虫病诊断除肌肉压片活组织检查法外,还可用何种方法诊断?

（夏 惠）

实验三 吸虫检查(一)

【目的】 掌握华支睾吸虫、布氏姜片吸虫和肝片形吸虫虫卵形态特点及其检查方法;熟悉华支睾吸虫、布氏姜片吸虫和肝片形吸虫的成虫形态。

【材料】

1. 标本

(1)示教标本(保藏标本):华支睾吸虫成虫标本、姜片虫成虫标本、肝片形吸虫成虫标本。

(2)观察标本:华支睾吸虫成虫玻片染色标本、华支睾吸虫卵玻片标本、姜片虫成虫玻片染色标本、姜片虫卵玻片标本、肝片形吸虫玻片染色标本、肝片形吸虫卵玻片标本。

(3)送检标本:十二指肠引流液(胆液)、新鲜粪便。

2. 器材 光学显微镜、离心机、载玻片、盖玻片、竹签、100 目不锈钢筛或纱布、试管、试管架、橡皮塞、吸管等。

3. 试剂 生理盐水、10% NaOH、10%甲醛、乙醚等。

【操作】

1. 检查方法

(1)十二指肠引流液(胆液)检查

1)操作步骤:十二指肠液,由于来自不同部位,其色泽、性质也不相同,按抽获液体的先后依次分装在四个容器内,其中对肝胆系统寄生虫病有诊断意义的是来自胆囊的胆液(B液),色泽呈深黄绿色。操作时,将各部分十二指肠引流液分别滴于载玻片上,加盖玻片后直接镜检。为了提高检出率,亦可用离心法浓集后再镜检,即将引流液加适量生理盐水稀释混匀后,分装离心管内,以 2000rpm 离心 5 ~ 10 分钟,吸取沉渣涂片镜检。如引流液过于黏稠,可先加 10% NaOH 溶液消化后再离心。

2)注意事项:十二指肠液含胰蛋白酶,它可以破坏虫体的形态,因此采集标本后应立即镜检,不能立即送检时,可用甲醛固定虫体。

(2)醛醚沉淀法粪便检查

1)操作步骤:取粪便 1 ~ 2g 置于小容器内,加水 10 ~ 20ml 调匀,将粪便混悬液经 2 层纱布(或 100 目不锈钢筛)过滤,200rpm 离心 2 分钟;倒去上层粪液,保留沉渣,加水 10ml 混匀,200rpm 离心 2 分钟;倒去上层液,加 10%甲醛 7ml。5 分钟后加乙醚 3ml,塞紧管口并充分摇匀,取下管口塞,200rpm 离心 2 分钟;即可见管内自上而下分为 4 层。取管底沉渣涂片镜检。

2)注意事项:①粪便标本必须新鲜。②加入乙醚后需充分摇匀。

2. 结果观察

(1)成虫标本

1)华支睾吸虫成虫:未染色标本肉眼观察可见:虫体背腹扁平、体壁较薄。外形似葵花子,前窄后钝圆,大小为(10~25)mm×(3~5)mm,子宫、睾丸、卵黄腺隐约可见。染色后低倍镜观察可见:口吸盘较大,位于虫体顶端;腹吸盘较小,位于虫体前端约1/3处腹面。肠管沿虫体两侧自然顺延直达后端,末端为盲端。睾丸两个,呈分支状,前后排列于虫体后约1/3处。卵巢呈分叶状于睾丸之前,椭圆形的受精囊位于睾丸与卵巢之间,子宫在卵巢与腹吸盘之间,卵黄腺为滤泡状位于虫体中部两侧。劳氏管、排泄囊清楚易见。

2)姜片虫成虫:未染色标本肉眼观察可见:虫体呈椭圆形、灰白色似姜片状。口吸盘靠近体前端,腹吸盘靠近口吸盘后方,形如漏斗状,肌肉发达。染色后低倍镜下可见虫体口吸盘,腹吸盘,咽与食管,两肠支呈波浪状弯曲,向后延伸至虫体末端。雌雄同体,两睾丸高度分支呈珊瑚状,前后排列于虫体的后半部。卵巢分三瓣,子宫盘曲在卵巢和腹吸盘之间。缺受精囊,具劳氏管。卵模和梅氏腺明显可见。卵黄腺发达,位于虫体两侧。两性生殖系统均开口于腹吸盘前缘的生殖腔。

3)肝片形吸虫成虫:未染色标本肉眼观察,与姜片虫成虫相似,不同之处主要是肝片形吸虫虫体前端有明显突出的头锥。染色后低倍镜观察,虫体长为20~50mm,宽为8~13mm,呈肝片状。头锥明显,体表密布细小棘刺。口吸盘较小,位于头锥前端;腹吸盘稍大,位于头锥后方。消化系统由口、咽、食管及肠支构成。肠支呈树枝状。睾丸两个,高度分支,前后排列位于虫体中部。单个分支较细的卵巢位于睾丸前侧。充满虫卵的袋状子宫盘曲在卵巢与腹吸盘之间。

(2)虫卵玻片标本

1)华支睾吸虫卵:是最小的蠕虫卵。大小平均$29\mu m \times 17\mu m$,黄褐色,形似芝麻,灯泡状,前端较窄,有一卵盖,卵盖周围的卵壳明显增厚形成肩峰,后端宽而钝圆,有一小突起(小瘤),内含成熟的毛蚴。另外,华支睾吸虫卵与灵芝孢子的形态很相似,应注意鉴别。

2)姜片虫卵:是人体常见蠕虫卵中最大者之一,椭圆形,大小为(130~140)μm×(80~85)μm,淡黄色,卵壳薄,一端有个不明显的卵盖。卵内含卵细胞1个、卵黄细胞20~40个,但在固定标本中不易见到卵细胞。

3)肝片形吸虫卵:长椭圆形,淡黄褐色,大小为(130~150)μm×(63~90)μm,壳薄,一端有小盖,卵内含1个卵细胞和较多卵黄细胞。虫卵形态与姜片虫卵、棘口吸虫卵相似,应注意鉴别。

【讨论】

1. 肝脏和胆管寄生虫的病原学检查方法有哪些?适用于华支睾吸虫卵的检查方法有哪些?分析所用方法的优缺点。

2. 如何鉴别肝片形吸虫和姜片虫的成虫?

实验四　吸虫检查(二)

【目的】　掌握卫氏并殖吸虫和日本血吸虫虫卵的结构特点及其检查方法;熟悉卫氏并殖吸虫和日本血吸虫成虫主要形态特征。

【材料】

1. 标本

（1）示教标本：卫氏并殖吸虫成虫保藏标本和虫卵玻片标本、日本血吸虫成虫雌雄合抱保藏标本、日本血吸虫卵玻片标本。

（2）观察标本：卫氏并殖吸虫成虫玻片染色标本和虫卵玻片标本、日本血吸虫雌雄成虫染色玻片标本、日本血吸虫卵玻片标本。

（3）送检标本：新鲜痰液、新鲜粪便。

2. 器材 光学显微镜、离心机、37℃温箱、玻璃烧杯、玻璃棒、载玻片、盖玻片、竹签、三角烧瓶、离心管、吸管、尼龙袋（120 目和 200 目）、石蜡等。

3. 试剂 10% NaOH、20% NaOH 等。

【操作】

1. 检查方法

（1）痰液浓集法

1）操作步骤：收集 24 小时痰液，置于玻璃烧杯中，加入等量 10% NaOH 溶液，用玻棒搅匀后，放入 37℃温箱内，数小时后痰液消化成稀液状，再分装于数个离心管内，以 1500rpm 离心 5～10 分钟，弃上清液，取沉渣涂片显微镜检查肺吸虫卵等。

2）注意事项：①收集的痰液应尽快送检。②痰液中如出现夏科-雷登晶体可以辅助诊断。

（2）毛蚴孵化法

1）操作步骤：取粪便约 30g，先经重力沉淀法浓集处理，再将粪便沉渣倒入三角烧瓶内，加清水（城市中须用去氯自来水）至瓶口，在 20～30℃的条件下，经 4～6 小时后用肉眼或放大镜观察结果。如见水面下有白色点状物作直线来往游动，即是毛蚴。必要时也可以用吸管将毛蚴吸出镜检。如无毛蚴，每隔 4～6 小时（24 小时内）观察 1 次。

2）注意事项：①严禁直接用自来水淘洗粪便。②夏季气温高时应采用 1.2% 食盐水或冰水冲洗粪便，最后 1 次才改用室温清水，以免毛蚴孵出。

（3）尼龙袋集卵法

1）操作步骤：取 30～50g 粪便，置于杯内，用少量水将粪便搅匀，经粗筛过滤后的粪液，用两个重叠的尼龙筛（120 目在上，200 目在下）收集，用一定压力的自来水边洗边筛，直至流水变清为止，继而将留有粪液的 200 目尼龙袋浸泡在 20% NaOH 溶液中消化 10 分钟，自来水冲洗去掉细渣，吸取筛内粪渣涂片显微镜检查虫卵。

2）注意事项：①粪便必须新鲜，夏季不宜超过 12 小时，冬季不宜超过 24 小时。送检的粪量要足，不足 30g 的退回再送。②在城市用自来水作孵化时，应将水放在缸内过夜。③烧瓶、不锈钢筛、尼龙袋、竹筷、吸管等，每次用后都必须洗刷 3 次，盆中洗刷用水要经常调换。洗净后用 60～80℃热水浸泡杀卵。尼龙袋在每次使用后，需以清水冲洗并将尼龙袋正反面多次反复洗刷，以防尼龙袋孔黏有虫卵。然后用 80℃热水浸泡 2～3 分钟，以达到杀灭卵的目的，避免交叉污染。④用过的尼龙袋要经常检查。凡是使用过久，孔目变形或孔目破损者要及时剔除，以免影响效果。

（4）环卵沉淀试验

1）操作步骤：在洁净的载玻片中滴加待检血清 2～3 滴，用细针挑取适量鲜卵或干卵（100～150 个），混匀，加 24mm×24mm 盖片，用石蜡密封，37℃温箱 48 小时，低倍镜观察结果（必要时可至 72 小时）。结果观察：典型的阳性反应为卵壳周围出现泡状、指状、片状或细长卷曲状的折光性沉淀物。观察 100 个虫卵,计算环沉率。凡环沉率≥5%者为阳性(在血吸虫病传播控制或传播阻断地区环沉率≥3%者可判为阳性),1%~4%者为弱阳性。环沉率的动态变化在治疗上具有参考意义。

　　2)注意事项:①载玻片应清洁无油,手持玻片时勿将手指接触玻片表面,以避免油渍污染。②滴加待检血清的量应当适宜,若血清过少,则易致漏检。若血清过多,则覆盖盖玻片时血清易在载玻片上铺展开来,使用石蜡密封时不易操作,此时可以使用吸水纸吸去盖玻片周围的液体再进行密封。③挑取冻干虫卵粉末少量即可,过多则导致虫卵堆叠,镜检时不易观察和作出判断。使用的注射器针头应保持干燥,否则会黏取大量虫卵粉末,可用吸水纸擦拭注射器针头再使用。④混匀虫卵和血清时不要过度用力,以免造成虫卵破裂。⑤石蜡密封要完全,以免水分蒸发,影响镜检。

　　2. 结果观察

　　(1)成虫标本

　　1)卫氏并殖吸虫成虫:液浸标本的虫体肥厚,暗灰色,背面隆起,腹面较平,前端略尖。染色后虫体呈椭圆形,口、腹吸盘大小相近。排泄囊十分显著,从咽部直伸向末端开口,为腔隙状的淡色区。一对分支状睾丸左右并列于虫体后半部分,卵巢分 5~6 瓣与充满虫卵的子宫左右并列,位于睾丸之前,腹吸盘之后。卵巢与子宫的左右位置是不固定的。生殖孔位于腹吸盘之后方。卵黄腺发达,从前至后密集分布于虫体两侧。

　　2)日本血吸虫成虫:未染色标本肉眼观察,虫体圆柱形,雄虫乳白色,虫体略向腹面弯曲,雌虫灰褐色,较雄虫细长,尤以虫体前半部更为纤细,一般雌雄成虫常呈合抱状态。染色后低倍镜观察。雄虫:口吸盘较小,在虫体最前端,腹吸盘较大,在离口吸盘不远的腹面,突出呈杯状,自腹吸盘以下,虫体两侧增宽并向腹面卷折形成抱雌沟,直至尾端。睾丸 7 个,椭圆形,串珠状排列,位于腹吸盘后方背侧。肠管先分为两支,在体后部再汇合成为一支盲管。雌虫:虫体前端的口、腹吸盘较小而不明显。虫体中部略后处有一染色深呈椭圆形的卵巢,从其后方通出一根输卵管向前与卵黄管相通进入卵模,再向前即为子宫,内含 50~100 个虫卵,卵黄腺布满虫体后部。消化系统与雄虫同。

　　(2)虫卵玻片标本

　　1)卫氏并殖吸虫卵:肺吸虫卵形状变异较大,但基本形态为水缸形,较大的一端有明显的卵盖,卵盖居中或偏向一侧。较小的一端卵壳稍增厚。卵呈金黄色,内含 1 个卵细胞及 5~12 个卵黄细胞。

　　2)日本血吸虫卵:低倍镜与高倍镜观察,虫卵宽椭圆形,平均大小约为 $89\mu m \times 67\mu m$,淡黄色,壳薄无卵盖,一端旁侧有一小棘(短小侧刺),但常因虫卵的位置关系或被卵壳上的黏附物遮盖而不易见到,卵壳内侧有一薄层的胚膜。成熟虫卵内含有毛蚴。

【讨论】

　　1. 哪些虫卵易与肺吸虫卵混淆?试述肺吸虫卵与姜片虫卵鉴别特点。

　　2. 日本血吸虫成虫及虫卵的形态与姜片虫、华支睾吸虫比较有哪些主要的不同点?

　　3. 血吸虫病的免疫诊断方法有哪些?使用价值如何?

实验五　绦虫检查

【目的】　掌握曼氏迭宫绦虫裂头蚴和虫卵、猪带绦虫和牛带绦虫虫卵、囊尾蚴、微小膜壳绦虫虫卵和细粒棘球绦虫棘球蚴的形态特征及检查方法;熟悉曼氏迭宫绦虫、猪带绦虫、牛带绦虫、细粒棘球绦虫和微小膜壳绦虫的成虫的形态特征。

【材料】

1. 标本

（1）示教标本:曼氏迭宫绦虫成虫和裂头蚴保藏标本、猪带绦虫和牛带绦虫成虫保藏标本、猪囊尾蚴、微小膜壳绦虫成虫保藏标本和虫卵、细粒棘球绦虫成虫保藏标本、棘球蚴砂标本。

（2）观察标本:曼氏迭宫绦虫虫卵、猪带绦虫和牛带绦虫节片染色标本、带绦虫虫卵、微小膜壳绦虫虫卵和棘球蚴砂标本。

（3）送检标本:新鲜肌肉、粪便、痰液、尿液、腹水和胸水。

2. 器材　光学显微镜、离心机、载玻片、盖玻片、注射器、离心管、吸管等。

3. 试剂　卡红染液或碳素墨水、生理盐水等。

【操作】

1. 检查方法

（1）猪囊尾蚴检查

1）操作步骤:根据猪囊尾蚴寄生在肌肉内的特点,采用肌肉压片法查虫体。

2）注意事项:压片时肌肉的厚度不宜太厚和太薄,太厚影响形态观察,太薄容易导致漏检。

（2）节片检查

1）操作步骤:收集患者的全部粪便,绦虫节片用清水洗净,置于两张玻片之间,轻轻压平,对光观察内部结构,并根据子宫分支情况鉴定虫种。也可用注射器从孕节后端正中部插入子宫内徐徐注射碳素墨水或卡红,待子宫分支显现后计数。

2）注意事项:若考察驱虫治疗的疗效需检出绦虫的头节,否则判定为驱虫治疗无效。

（3）棘球蚴砂检查法

1）操作步骤:将痰液、尿液、腹水和胸水等标本分别滴于载玻片上,加盖玻片后直接镜检;为了提高检出率,亦可用离心法浓集后再镜检,即将尿液或腹水和胸水等加适量生理盐水稀释混匀后,分装于离心管内,以2000rpm离心5～10分钟,吸取沉渣涂片镜检,如查见棘球蚴砂或棘球蚴碎片,即可确诊。

2）注意事项:①严禁采用穿刺的方法获取标本。②注意棘球蚴和泡球蚴的区别。

2. 结果观察

（1）成虫或幼虫标本观察

1）曼氏迭宫绦虫成虫:未染色标本肉眼或用放大镜观察,虫体大小为(60～100)cm×(0.5～0.6)cm。头节细小呈指状,背、腹各有一条纵行的吸槽。颈部细长。链体约1000个节片,除后端节片长宽几近相等外,其他节片均宽大于长。成节与孕节结构基本相似,每节有雌、雄生殖器官各一套。染色后用放大镜观察,成节内有雌、雄生殖器官各一套。睾丸呈小泡状,输精管曲折向前膨大成储精囊,其末端的阴茎通至节片腹面前部中央的雄性生殖孔。卵巢分两叶,输卵管远端膨大为卵模与子宫连接。子宫位于节片中部,作螺旋状盘曲,底宽顶窄,顶部开口于子宫孔。子宫孔位于雌性生殖孔之后。阴道为一细管,开口于雄性生殖孔之后,另一端膨大为受精囊而连于输卵管。

2）曼氏迭宫绦虫裂头蚴:未染色标本肉眼或用放大镜观察,白色长带形,不分节,体表具横纹。长 1 ~30cm,宽 0.1 ~12mm。体前端稍膨大,顶端凹陷。

3)猪带绦虫成虫:未染色标本虫体背腹扁平,体壁较薄,略透明呈乳白色,全长 2 ~4m,由 700 ~1000 节组成。前端较细,向后渐扁阔。近颈部的幼节,节片短而宽,中部的成节近方形,末端的孕节则呈长方形。每一节片的侧面有一生殖孔,略突出,不规则地分布于链体两侧。肉眼观察虫体的外形、大小、颜色,注意各节片长宽比例、厚薄等特点。染色后镜下观察头节近似球形,直径 0.6 ~1.0mm,头节前端中央为顶突,顶突上有 25 ~50 个小钩,内外两圈排列,顶突下有 4 个圆形的吸盘,吸盘和顶突小钩为固着器官。头节之后为颈部,颈部与头节间无明显的界限,较细,直径约为头节的一半,长 5 ~10mm。染色后的成节每一成节具雌、雄生殖器官各一套,睾丸 150 ~200 个,呈滤泡状,分布在节片背侧,输精管向一侧横走,经阴茎囊开口于生殖腔,生殖腔在节片的一侧边缘中部;阴道在输精管的后方;卵巢在节片 1/3 中央,分为三叶,左右两叶外,子宫与阴道之间另有一中央小叶;子宫位于节片中央,卵黄腺位于卵巢之后。染色后的孕节镜下观察呈长方形,其内只可见充满虫卵的子宫,其他器官均退化,子宫由主干向两侧分出侧支。肉眼观察子宫侧支数目,计算时从主干基部数起,每侧 7 ~13 支,每一支又有分支,呈不规则的树枝状。

4)囊尾蚴:未染色标本肉眼可见囊尾蚴呈卵圆形,大小约 5mm×10mm,白色半透明的囊泡,囊内充满透明的囊液。囊壁分两层,外为皮层,内为间质层,间质层向囊内生长形成向内翻卷收缩的头节,其构造与成虫的头节相似。

5)牛带绦虫成虫:未染色标本外形呈带状,体分节,体长 4 ~8m,由 1000 ~2000 节组成。由于牛带绦虫体壁较猪带绦虫体壁略厚,故虫体颜色微黄,不透明。虫体构成同猪带绦虫,也分为头节、颈部和链体 3 部分。染色后的头节镜下观察略呈方形,直径 1.5 ~2mm,具 4 个吸盘,无顶突和小钩,这是与猪带绦虫形态不同的鉴别点之一。染色后的成节呈方形,可见雌雄性生殖器官各一套,卵巢分 2 叶,卵黄腺位于节片中央后部。管状的子宫,从节片中央向前延伸为盲囊。节片上方及两侧散在小圆形滤泡状的睾丸,每节含数百个,生殖孔在节片的一侧。染色后的孕节呈长方形,子宫发达,内充满虫卵,自主干向两侧分支,子宫分支较整齐,侧支数为 15 ~30 支,较猪带绦虫支数多。

6)微小膜壳绦虫成虫:未染色标本肉眼观察虫体呈乳白色,长(5 ~80)mm×(0.5 ~1)mm,平均长度为 20mm,极少超过 40mm。由 100 ~200 节片组成。所有的节片均宽大于长并由前向后逐渐增大,孕节最大。各节片生殖孔都位于虫体同一侧。低倍镜下观察虫体的头节特征,可见头节呈球形,直径 0.13 ~0.4mm,有 4 个吸盘和 1 个可以伸缩的顶突,顶突上有呈单环排列的小钩,数量 20 ~30 个。颈部较长而纤细。染色后的成节低倍镜观察,节片中有 3 个近圆形的睾丸作横线排列,贮精囊较发达,在阴茎囊内的部分称为内贮精囊,在阴茎囊外的部分称为外贮精囊。卵巢叶状,位于中央。卵黄腺球形,位于卵巢后方的腹面。染色后的孕节子宫呈袋状,其内充满虫卵并占据整个节片。

7)细粒棘球绦虫成虫:未染色标本低倍镜观察,体长 2 ~7mm,头节具有顶突和 4 个吸盘。顶突上有呈放射状排列大小相间的两圈小钩共 28 ~48 个。颈节片内含生发细胞,再生力强。染色后的成节的结构与带绦虫相似,生殖孔位于节片一侧的中部偏后,睾丸 45 ~65 个,分布于生殖孔的前后。孕节的子宫具不规则的侧突,内含虫卵 200 ~800 个。

8)原头蚴:染色后低倍镜及高倍镜观察,椭圆形,可见向内翻卷收缩的头节,其顶突和吸盘内陷,保护着数十个小沟。缩入的吸盘顶突小钩,由于吸盘重叠,常仅见 2 个吸盘。原头蚴与成虫的区别在于其体积小和缺顶突腺。许多原头节集聚一堆,外有一薄层囊壁包绕,即为生发囊。

9）棘球蚴：寄生在人及动物肝脏，其外层是宿主的组织包膜，其内是棘球蚴的囊壁。囊壁分为两层：外层角皮层较厚，厚约 1mm，易破裂，如粉皮（白色）；内层为胚层，很薄，厚约 $20\mu m$。囊内充满无色或微黄色棘球蚴液（囊液）。囊液中悬浮有原头蚴、生发囊及子囊。

（2）虫卵玻片标本

1）曼氏迭宫绦虫卵：显微镜观察，椭圆形，大小 $(52 \sim 76)\mu m \times (31 \sim 44)\mu m$，浅灰褐色，两端稍尖，一端有卵盖，卵壳薄，内含一个卵细胞和多个卵黄细胞。

2）带绦虫卵：镜下观察虫卵呈圆球形，直径 $31 \sim 43\mu m$。卵壳薄而透明，极易破裂脱落。卵壳内为胚膜，在虫卵自孕节散出后，卵壳多已脱落，称不完整卵。胚膜较厚，棕黄色，厚达 $2.9\mu m$，在光镜下呈放射状条纹。胚膜内含球形的六钩蚴，有 3 对小钩，直径 $14 \sim 20\mu m$。

3）微小膜壳绦虫卵：虫卵圆形或椭圆形，大小为 $(48 \sim 60)\mu m \times (36 \sim 48)\mu m$。无色透明，外层为很薄的卵壳，内为胚膜，胚膜的两极略隆起，发出 $4 \sim 8$ 根丝状物，胚膜内含 1 个六钩蚴。注意观察虫卵的外形、颜色、卵壳、胚膜、极丝及卵内容物，光线不宜过强。

【讨论】

1. 比较链状带绦虫和肥胖带绦虫形态差异。

2. 肛周拭子法查绦虫卵为什么主要适用于牛带绦虫感染的诊断？

（湛孝东）

实验六 阿米巴原虫和纤毛虫检查

【目的】 掌握溶组织内阿米巴滋养体及包囊形态特征，并掌握粪便阿米巴滋养体及包囊的检查方法；熟悉结肠小袋纤毛虫滋养体及包囊形态特征；了解溶组织内阿米巴体外培养方法及铁苏木素染色法。

【材料】

1. 标本

（1）示教标本（保藏标本）：患者大肠壁溃疡病理标本。

（2）观察标本：溶组织内阿米巴滋养体玻片标本（铁苏木素染色）、溶组织内阿米巴包囊玻片标本（铁苏木素染色、碘液染色）。

（3）送检标本：新鲜脓血粪便。

2. 器材 光学显微镜、竹签、洁净载玻片、盖玻片、营养琼脂双相培养基或洛氏液鸡蛋血清培养基。

3. 试剂 生理盐水、碘液。

【操作】

1. 检查方法

（1）活滋养体检查：适用于急性痢疾患者的脓血便，采用生理盐水直接涂片法。

1）操作步骤：从患者新鲜粪便中的脓血部分取材，立即作生理盐水涂片（具体操作见实验一），加盖玻片后用高倍镜观察；或吸取少量培养物滴于载玻片上，加盖玻片后仔细观察。若镜下观察到较白细胞稍大的折光性活动小体即为阿米巴滋养体。阿米巴滋养体在适宜温度下运动活泼，常伸出单一伪足作定向阿米巴运动。

2）注意事项：①标本必须新鲜，尽快送检，置4℃不宜超过 $4 \sim 5$ 小时。②气温低时，应注意保温,必要时可将载玻片和生理盐水略加温,使滋养体保持活动状态。③避免尿液污染粪便,粪容器不要含化学试剂。④取有脓血的粪便检查,涂片要薄而均匀。

(2)溶组织内阿米巴包囊检查:适用于慢性患者的成形粪便,通常采用碘液涂片法。也可采用浓集法(硫酸锌浮聚法或汞碘醛离心沉淀法)提高检出率。

1)操作步骤:以碘液代替生理盐水滴加于载玻片上,挑取米粒大小的粪便置于碘液中,调匀涂片,加盖玻片,低倍镜观察,找到棕黄色圆形小体(直径5~15μm)后再转高倍镜仔细观察。若观察到小体内有典型的核型,核数在1~4个(常见4个),在小体内可见棕红色的糖原泡及未着色的棒状拟染色体,即为阿米巴包囊。若需同时检查活的滋养体,可在玻片的另一侧滴一滴生理盐水,同上法涂抹粪便标本,再加盖玻片,这样便可在检查包囊的同时检查滋养体。

2)注意事项:观察包囊必须与人酵母菌或脂肪滴鉴别:人酵母菌形态大小不同,内含较大的空泡;脂肪滴的反光性较强,不着色,无任何结构。

2. 结果观察

(1)铁苏木素染色溶组织内阿米巴滋养体标本:在涂片染色较浅处,用高倍镜按顺序寻找,若发现体积较大,外缘透明,有不规则的伪足,内为颗粒状而有黑色细胞核的物体,则可能是滋养体,将其移至视野中心,滴1滴香柏油,换油镜,用细调螺旋调焦距,看到清晰的滋养体后,注意观察滋养体的以下特征:①外形圆或椭圆形,虫体直径一般为20~30μm。②外质无色透明,常显示有伪足。③内质为蓝黑色颗粒状,食物泡中含有完整或半消化的圆形蓝灰色或灰白色的红细胞,此点为滋养体的最主要特征(染色后红细胞被脱色,仅见空泡)。④核圆形,有薄而染黑色的核膜,膜内缘可见分布较均匀或聚在一边呈镰刀形的染色质粒,核中央有一黑色的点状核仁。

(2)铁苏木素染色溶组织内阿米巴包囊标本:包囊呈圆形,深蓝色,直径5~15μm,未成熟包囊内见染成蓝色棒状的拟染色体,糖原被溶解后形成的空泡(糖原泡)。成熟包囊中可见4个细胞核。

(3)铁苏木素染色结肠小袋纤毛虫滋养体标本(高倍和油镜观察):滋养体呈椭圆形,大小(30~200)μm×(20~150)μm,为人体寄生原虫中之最大者,体表被有许多纤毛,虫体具有大小两个细胞核,大核呈肾形,小核呈球状,位于大核的凹陷部。虫体中后各有一个伸缩泡。

(4)铁苏木素染色结肠小袋纤毛虫包囊标本(高倍和油镜观察):包囊呈圆形或椭圆形,直径40~60μm,囊壁厚,囊内可见1个蓝黑色的大核。

【讨论】

1. 如何从脓血便鉴别是阿米巴痢疾还是细菌性痢疾?

2. 阿米巴滋养体与阿米巴包囊分别采用何种方法检查? 有哪些注意事项?

实验七　鞭毛虫检查

【目的】　掌握杜氏利什曼虫、阴道毛滴虫和蓝氏贾第鞭毛虫形态特征;熟悉杜氏利什曼原虫、阴道毛滴虫、蓝氏贾第鞭毛虫检查方法。

【材料】

1. 标本

(1)示教标本:杜氏利什曼原虫前鞭毛体(活体标本)、阴道毛滴虫滋养体(活体标本)。

（2）观察标本：杜氏利什曼原虫无鞭毛体（染色玻片标本）、杜氏利什曼原虫前鞭毛体（Giemsa 染色玻片标本）、阴道毛滴虫滋养体（染色玻片标本）、蓝氏贾第鞭毛虫包囊（铁苏木素染色标本）、蓝氏贾第鞭毛虫滋养体（铁苏木素染色标本）。

（3）骨髓组织穿刺物、淋巴结或脾脏穿刺物。

2. 器材　光学显微镜、培养箱、竹签、无菌棉签、洁净载玻片、盖玻片、肠线胶囊等。

3. 试剂　NNN 培养基、15% 肝浸液培养基、无菌马血清、Giemsa 染液、pH 7.0 或 7.2 的磷酸盐缓冲液、70% 乙醇、二甲苯、碘液、生理盐水等。

【操作】

1. 检查方法

（1）组织穿刺物涂片法：杜氏利什曼原虫前鞭毛体检查以骨髓组织穿刺物涂片法最常用，也可采用淋巴结或脾脏穿刺物涂片。

1）操作步骤：①将骨髓组织穿刺物或淋巴结（脾脏）穿刺物涂片。②自然干燥后用甲醇固定。③Giemsa 染色。④油镜查找鞭毛体。

2）注意事项：①骨髓液抽取后应立即涂片、固定、检查。②Giemsa 染色工作液应新鲜配制，掌握好染色时间，③染色后玻片应用流水轻轻冲洗，晾干。

（2）前鞭毛体体外培养法：此方法较涂片法更为敏感，其缺点是耗时较长。

1）操作步骤：①在无菌操作下，把骨髓液、淋巴液等穿刺物接种到 NNN 培养基。②放置 22～24℃ 温箱，培养 2 周。③15 天后，取少量培养上清置显微镜下查找作鞭毛运动的前鞭毛体，或将培养上清涂片染色再镜检。

2）注意事项：应严格无菌操作，防止培养基被污染而影响检验结果。

（3）阴道毛滴虫活滋养体检查

1）操作步骤：生理盐水直接涂片法：用消毒棉签在患者阴道后穹隆及阴道壁上取分泌物，涂在滴加生理盐水的载玻片上，加盖玻片，镜检活滋养体。

2）注意事项：①送检要及时。②室内温度低时应注意保温。

（4）阴道毛滴虫培养方法

1）操作步骤：从冰箱中取出已灭菌分装的 15% 肝浸液培养基，每管加灭活无菌马血清 1ml，以无菌棉拭子从阴道后穹隆处取分泌物，无菌接种入上述培养基中，以 37℃ 温箱培养 24～48 小时后，取管底沉淀镜检。

2）注意事项：注意培养基的酸碱度，培养之前应先作悬滴片检查。

（5）蓝氏贾第鞭毛虫检查方法

1）操作步骤：粪便直接涂片法检查滋养体、碘液染色法检查包囊，醛醚离心沉淀法、硫酸锌漂浮法可提高包囊检出率，具体参见相关章节。十二指肠引流液可用于检查滋养体，检出率较高，参见肝吸虫检验。肠内胶囊法为检查贾第虫较为特异的方法。其具体做法是：禁食后，嘱患者吞下一个装有尼龙线的胶囊，3～4 小时后，缓缓拉出尼龙线，取线上的黏附物直接涂片镜检滋养体。

2）注意事项：患者排包囊具有间歇性特点，粪便检查宜反复多次，粪便标本应保持新鲜。

2. 结果观察

（1）杜氏利什曼原虫前鞭毛体（活体标本）：可见很多前鞭毛体聚集成菊花状，鞭毛自由摆动。

（2）杜氏利什曼原虫无鞭毛体（Giemsa 染色玻片标本）：为黑热病患者骨髓涂片，Giemsa

染色。先在低倍镜下找到清晰的界面,转高倍镜找到被感染的巨噬细胞,将其移至视野中央,转油镜观察。无鞭毛体在巨噬细胞内或散在于细胞外,虫体卵圆形,较小,大小(2.9~5.7)μm×(1.8~4.0)μm。Giemsa染色标本中,胞质呈淡蓝色,内有一个较大的圆形核,呈红色,动基体位于核旁,着色较深,呈小杆状,动基体前还有一红色粒状的基体和丝状的根丝体。动基体、基体和根丝体因距离太近,在光镜下不易区分。另外,在观察时应注意与血小板相鉴别。血小板被染成淡紫红色,无明显结构。

(3)杜氏利什曼原虫前鞭毛体(染色玻片标本):用NNN培养基培养的前鞭毛体制成染色标本。观察方法同上。前鞭毛体为淡紫红色,由于鞭毛的关系,常聚集呈菊花形,排列不十分整齐,相互交织成网。虫体窄而细长,前端稍宽,后部窄细,成熟虫体呈梭形,大小为(14~20)μm×(1.5~1.8)μm,中间为圆形核,前端有动基体,自基体发出一根鞭毛游离于体外,长度与体长接近,弯曲。

(4)活阴道毛滴虫滋养体:高倍镜观察,阴道毛滴虫呈水滴状,是折光性强的透明体。可见活动的前鞭毛和波动膜及伸出虫体的轴柱,但看不到核。其大小一般为(5~30)μm×(2~14)μm,平均为10μm×7μm。前鞭毛体聚集成1~2束,摆动迅速,波动膜呈波浪运动,使虫体向前旋转运动。

(5)阴道毛滴虫滋养体(Giemsa染色玻片标本):油镜观察,虫体呈梨形或椭圆形,胞质呈蓝色,轴柱粉红色,贯穿虫体并从末端伸出,虫体前1/3处可见一个椭圆形紫染的胞核。从虫体前缘发出4根前鞭毛和1根后鞭毛,鞭毛染成粉红色,体外侧前1/3处有一波动膜,其外缘与向后延伸的后鞭毛相连。

(6)蓝氏贾第鞭毛虫滋养体(铁苏木素染色标本):油镜观察,滋养体呈梨形,两侧对称,前端钝圆,后端尖细,长为9~12μm,宽为5~15μm。前部有两个吸盘,每个吸盘内各有一卵圆形的泡状核,核内各含有一大的核仁,两核之间有2条纵贯虫体的轴柱。滋养体共发出4对鞭毛即前鞭毛1对、中鞭毛1对、腹鞭毛1对和尾鞭毛1对。有时在轴柱中部可见一逗点状或半圆形的副基体。

(7)蓝氏贾第鞭毛虫包囊(铁苏木素染色标本):油镜观察,包囊呈卵圆形,囊壁很厚,不着色,与虫体间有明显的间隙。囊内可见4个细胞核,核的位置偏于一端,核仁清晰,并可见到鞭毛、轴柱及丝状物。

【讨论】 寄生人体的鞭毛虫主要有哪些?简述鞭毛虫主要检查方法。

实验八 孢子虫检查

【目的】 掌握间日疟原虫及恶性疟原虫在外周血液中各期的形态特征,掌握疟原虫血片检查方法(血涂片制备及染色方法);熟悉弓形虫速殖子(滋养体)、隐孢子虫卵囊的形态特征及其检查方法。

【材料】

1. 标本

(1)观察标本:间日疟原虫血片染色标本、恶性疟原虫血片染色标本、刚地弓形虫速殖子染色玻片标本、隐孢子虫卵囊抗酸染色标本。

(2)送检标本:毛细血管血或新鲜静脉血。

2. 器材 光学显微镜、采血针、乙醇棉球、洁净载玻片、推片。

3. 试剂　Giemsa 染液、pH 7.0 或 7.2 的磷酸盐缓冲液、70%乙醇、二甲苯、碘液、生理盐水、新鲜弓形虫速殖子悬液、碱性亚甲蓝溶液、石炭酸复红染液、10%硫酸溶液、0.2%孔雀绿溶液、人血清等。

【操作】

1. 检查方法

(1)疟原虫血片检查方法:薄、厚血膜制备与染色。

1)操作步骤:①标本准备:取采集的待检者的毛细血管血或静脉血。②薄血膜制作:在载玻片 1/3 与 2/3 交界处蘸血一小滴,将推片的一端置于血滴之前,待血液沿推片端缘扩散后,推片以 30°~45°的角度,将血液自右向左推成薄血膜。推动速度适宜。理想的薄血膜,应是单层均匀分布的血细胞,血细胞间无空隙且血膜末端呈舌形。③厚血膜制作:在载玻片的另一端(右)1/3 处蘸血一小滴(3~5μl),以推片的一角,将血滴自内向外作螺旋形摊开,使之成为直径 0.8~1cm、厚薄均匀的厚血膜。厚血膜为多层血细胞的重叠,约等于 20 倍薄血膜的厚度。④薄血膜固定、厚血膜溶血:充分晾干血膜片,用小玻棒蘸甲醇或无水乙醇在薄血膜上轻轻抹过进行固定。如薄、厚血膜在同一玻片上,须注意切勿将固定液带到厚血膜上,因厚血膜固定之前必须先进行溶血。可用滴管滴水于厚血膜上,待血膜呈灰白色时,将水倒去,晾干。⑤染色、镜检:用蜡笔画出染色范围,将新鲜配制的 Giemsa 染液(染液与缓冲液比例为 1:15)滴于已固定的薄、厚血膜上,染色半小时(室温),用缓冲液冲洗,血膜片晾干后置于光学显微镜下油镜观察。

2)注意事项:①采血:常规手指毛细血管采血或静脉采血,方法及注意事项见相关章节。但应注意,恶性疟宜在发热时采血,间日疟宜在发作后十几小时采血。②血膜制作时应注意:玻片要洁净,无油脂;血量适中;推速均匀,以防血膜过厚、过薄或出现条状横纹。③血膜在干燥过程中,应避免灰尘或苍蝇舐吸,同时切忌与水接触,以防止溶血。④染色时应注意染色时间与染色液浓度有关,如染液与缓冲液比例为 1:5,染色 10 分钟即可。⑤冲洗血膜时应使用流水直接将染液冲去,避免染料黏着血膜。⑥血片镜检一般至少要看 100 个厚血膜,如未检出疟原虫,方可报告阴性。

(2)弓形虫染色试验:染色试验是比较独特的免疫反应,是目前诊断弓形虫病较好的方法。其原理是:新鲜弓形虫速殖子和正常血清混合,在 37℃作用 1 小时或室温数小时后,大部分弓形虫失去原来的新月形,而变为圆形或椭圆形,用碱性亚甲蓝染色时着色很深。但新鲜弓形虫和免疫血清混合时,虫体仍保持原有形态,用碱性亚甲蓝染色时,着色很浅或不着色。其原因可能是由于弓形虫受到特异性抗体和辅助因子协同作用后,虫体细胞变性,对碱性亚甲蓝不易着色。

1)操作步骤:①将待检血清用生理盐水倍比稀释,每孔 0.1ml,加上弓形虫速殖子悬液 0.1ml,置 37℃水浴 1 小时。②加碱性亚甲蓝溶液 0.02ml/孔,37℃水浴 15 分钟。③从每孔吸悬液 1 滴于载玻片上,加盖玻片。④高倍镜观察、计数 100 个弓形虫速殖子,统计着色和不着色速殖子比例数。⑤结果判定:以能使 50% 弓形虫不着色的血清最高稀释度为该血清染色试验阳性效价。阳性血清稀释度 1:8 为隐性感染;1:256 为活动性感染;1:1024 为急性感染。

2)注意事项:实验中使用了弓形虫活虫,操作时要特别小心,以防止自我感染。实验结束后所用器材均需严格处理,防止环境污染。

(3)隐孢子虫检验方法:改良抗酸染色法:隐孢子虫感染确诊的依据主要是粪便涂片染

色检测找到卵囊。改良抗酸染色法是最常用的方法。

1）操作步骤：①将粪便标本涂于载玻片上，自然风干。②滴加数滴石炭酸复红染液，静置 15 分钟后用流水轻轻冲洗。③滴加数滴 10% 硫酸溶液覆盖涂片，静置 1 分钟后流水轻轻冲洗。④滴加数滴 0.2% 孔雀绿染色液，静置 10 分钟后用流水轻轻冲洗。⑤待玻片风干后，油镜下观察。

2）注意事项：患者排包囊具有间歇性特点，粪便检查宜反复多次，粪便标本应保持新鲜。如有杂菌污染时，孢子则不宜识别，因此取材时应注意避免杂菌污染。

2. 结果观察

（1）间日疟原虫血片（油镜观察）：在血膜面滴加镜油后，在油镜下耐心仔细按顺序观察，红细胞被染成淡红褐色，疟原虫的胞质被染成蓝色，核染成紫红色。但并非一个红点或蓝块即为疟原虫，因为可能有染液沉渣及其他异物混淆，区别异物的主要依据是掌握显微镜的细调节器，通过它的上下移动，若红蓝色块与红细胞在同一平面而具有一定的轮廓结构属疟原虫，反之则为异物。当确定为疟原虫后，进一步辨认它属哪一期。在薄血片中可找到各种白细胞，对其形态应加以回忆，以免混淆。间日疟原虫在薄血片中主要期别及形态特征如下：

1）环状体：被寄生的红细胞尚无改变，原虫形如宝石戒指。核染成紫红色呈点状，胞质染成天蓝色呈环状，其大小占红细胞直径的 1/4～1/3。

2）大滋养体：被寄生的红细胞胀大，颜色变浅（褪色），常有许多细小而颜色鲜红的薛氏小点密布在红细胞上。该期原虫形态呈现多形性，主要特征是细胞质有伪足伸出，形状不规则，并形成空泡，无着色，紫红色的核显著增大。胞质中出现烟丝状散在分布的疟色素。

3）裂殖体：胞质开始变为致密，失去空泡及伪足。核开始分裂，然后细胞质分裂，当还未分裂完毕时，此时称为未成熟裂殖体。待两者分裂并形成 12～24 个裂殖子时即为成熟裂殖体，此时疟色素集中在虫体中央或一侧。

4）配子体：被寄生红细胞显著胀大，疟原虫充满整个红细胞。它们有雌（大）、雄（小）配子体之分。雌配子体主要特征为核较小而致密，染成深红色，位于虫体边缘；胞质深蓝色。雄配子体核较大而疏松，染成淡红色，位于虫体中央；胞质为淡紫红色或淡蓝色。两种配子体内疟色素均散在分布。

（2）恶性疟原虫血片（油镜观察）：观察方法同上。恶性疟患者外周血液涂片一般仅能见到环状体及配子体。恶性疟原虫薄血片主要期别及形态特征如下：

1）环状体：占红细胞直径的 1/6～1/5。核小，胞质纤细，常具有下列三个特点：①常具有两核（点）。②同一红细胞常可见到一个以上原虫寄生。③环状体多贴在红细胞边缘。

2）配子体：呈半月形或香蕉形，其所寄生的红细胞常因胀破而不见或仅能见到部分，附在配子体凹面的一侧。雄配子体两端较钝，呈香蕉形，核大而疏松位于虫体中央，雌配子体两端较尖，呈新月形，核较小而致密，位于虫体中央。疟色素围绕于核的周围。

（3）弓形虫速殖子染色玻片标本（油镜观察）：速殖子呈香蕉形或半月形，(4～7)μm×(2～4)μm，一端较尖，一端钝圆，长 4～7μm，一边较扁平，一边较隆起。细胞核位近中央，呈紫红色，胞质呈蓝色。

（4）隐孢子虫卵囊抗酸染色标本（油镜观察）：在改良抗酸染色片上，卵囊呈玫瑰红色，圆形或椭圆形，直径 4～7μm，背景蓝绿色，其内可见 4 个月牙形子孢子，排列不规则，有时可见黑色残留体。

【讨论】

1. 简述疟原虫血检的主要技术要点及注意事项。

2. 弓形虫的检测方法主要有哪几种?

（夏　惠）

实验九　节肢动物检查

【目的】　掌握疥螨成虫、蠕形螨成虫、蝇蛆、人虱和耻阴虱成虫的形态特征及其检查方法;熟悉疥螨卵、虱卵和粉螨成虫的形态特征。

【材料】

1. 标本

（1）示教标本:疥螨成虫和卵、毛囊蠕形螨和皮脂蠕形螨成虫、几种常见蝇蛆后气门、人虱和耻阴虱成虫、虱卵、粉螨标本。

（2）观察标本:疥螨成虫、毛囊蠕形螨和皮脂蠕形螨成虫、人虱和耻阴虱成虫。

2. 器材　光学显微镜、滴管、载玻片、盖玻片、针头、刀片、痤疮压迫器、乙醇棉球、透明胶带等。

3. 试剂　甘油、75% 乙醇等。

【操作】

1. 检查方法

（1）疥螨检查

1）操作步骤:用消毒针头挑破患者皮肤上的丘疹或疱疹,发现隧道口后,从此处挑开隧道,直到隧道的尽端。挑出疥螨,置载玻片上,加一滴甘油,盖上盖玻片,镜检。或滴加矿物油于皮肤患处用刀片轻刮,取刮拭物作涂片,镜检。

2）注意事项:①针头和皮肤要注意消毒,以防感染。②皮疹好发于皮肤薄嫩的地方,应选取这些部分检查,提高检出率。

（2）蠕形螨检查

1）操作步骤:①压迫法:用经乙醇消毒的痤疮压迫器,从鼻沟或鼻尖向脸颊用力刮拭,将刮拭物置于载玻片上,加一滴甘油,均匀涂开,加盖玻片,镜检。②透明胶纸粘贴法:从透明胶带上剪下数段 3 ~ 4cm 长胶条,于晚上睡前分别贴于额、鼻尖、鼻沟、脸颊等处,次日起床轻轻揭下,贴于载玻片上,低倍镜下检查。

2）注意事项:①压迫法刮拭时要注意力度,不可用力过猛,也不可太轻。②透明胶纸粘贴法检查前一定要彻底清洁皮肤。

2. 结果观察

（1）疥螨:低倍镜下观察,成虫虫体细小,雄虫长 0.2 ~ 0.3mm;雌虫长 0.3 ~ 0.5mm,乳白或淡黄色,颚体短小,螯肢呈钳状,躯体前部有横形的波状横纹和成列的鳞片状皮棘,后半部有几对杆状刚毛和长鬃。腹面有足 4 对,粗短,圆锥形。前 2 对在躯体前方,末端有带柄的吸盘;后 2 对,雌螨足末端各具 1 根长鬃,雄螨的第 4 对足末端为带柄吸盘。低倍镜下虫卵呈长椭圆形,淡黄色,壳很薄,大小为 $180\mu m \times 80\mu m$。

（2）蠕形螨:低倍镜下观察,成虫虫体细长,蠕虫状,乳白色,半透明。成虫长 0.1 ~ 0.4mm,虫体分颚体、足体和末体三部分。颚体宽短呈梯形,螯肢 1 对,针状。足体腹面有足

4 对,粗短呈套筒状。末体细长,体表有明显的环状横纹。毛囊蠕形螨较长,末端较钝圆;皮脂蠕形螨较粗短,末端略尖,呈锥状。

(3)蝇蛆:解剖镜下观察,虫体呈灰白色,圆柱形,前尖后钝,无足,无眼,头端有口钩 1 对。体分 13 节,第 1 胸节有前气门 1 对,第 8 腹节后侧可见棕黄色后气门 1 对。低倍镜观察,蝇蛆后气门由气门环、气门裂和气门钮构成。后气门的形态在虫种鉴别中有重要价值。

(4)虱:低倍镜下观察,人虱:背腹扁平,雌虱体长可达 4.4mm,雄虱体长 2.0～3.5mm。头部呈菱形,刺吸式口器,触角 1 对,分 5 节,触角后有单眼 1 对;胸部 3 节融合,无翅,足 3 对,跗节末端有爪,爪与胫节末端的指状胫突相对形成抓握器;腹部分节,雄虱末端钝圆形,近似"V"形,有交合刺伸出;雌虱末端分 2 叶,呈"W"形。耻阴虱:虫体粗短,似蟹状,雌虱长 1.5～2mm,雄虱长 0.8～1.2mm。足 3 对,前足和爪均较细小,中、后足胫节和爪粗大。腹部第 5～8 节侧缘有圆锥形突起,上有刚毛。虱卵:白色,近透明,椭圆形,一端有小盖。常黏附于毛发或衣服纤维上。

(5)粉螨:低倍镜下观察,虫体长 0.12～0.5mm,体表常有大量的长毛,角皮薄,半透明。螯肢钳状,前后体之间有一凹陷。足 4 对,跗节末端有一爪。

【讨论】

1. 疥螨检查和蠕形螨检查的检查部位有何区别?
2. 人虱和耻阴虱有何主要鉴别点?

(湛孝东)

第十一章
脱落细胞检验

实验一　脱落细胞检查标本制备技术

【目的】　掌握细胞病理学常见标本的涂片制作方法及应用。

【原理】　不同标本采用各自不同的标本制备方法,将有效成分最大限度地、薄厚均匀地分布于载玻片上。正确的细胞病理学诊断取决于有代表性的、制备良好的标本涂片,以利于客观、准确地显微镜下观察分析。

【材料】

1. 器材　载玻片(厚度应在 0.95 ~ 1.06mm 为宜)、50ml 离心管(带盖)、移液管、标本架、离心机、振荡仪、竹签。

2. 试剂

(1)Mayer 清蛋白黏附剂。

(2)多聚赖氨酸黏附液:商品化 0.1% 多聚赖氨酸贮存液使用前用去离子水做 1∶10 稀释。

(3)明胶铬明矾黏附剂:明胶 1.0g、铬明矾 0.1g,溶于 100ml 蒸馏水中,再加入 10% 麝香草酚乙醇溶液 1ml。

(4)Shaklee Basic H 和 Surgipath Sta-on 混合黏附剂:将商品化的 Shaklee Basic H 和 Surgipath Sta-on 按 1∶9 比例混合为贮存液,此液至少可保存 1 年;工作液是将贮存液 20ml 加入去离子水 480ml 中,该液可保存 1 周。

(5)乙醇冰乙酸溶液:25% 乙醇 95ml + 冰乙酸 5ml。

(6)二硫苏糖醇(DTT)溶液:由 0.2% DTT、60% 乙醇、3% 的聚乙二醇组成。

(7)95% 乙醇或类似固定液。

(8)液基膜式薄层细胞制片仪及其配套产品,如消化液、保存液、DTT 溶解液(1.0g DTT + 10ml 消化液,避光冷藏保存)等。

3. 标本　要求新鲜。由于细胞病理学的标本种类复杂,各种标本的保存时间各异,如:①痰、呼吸道吸出物或黏液囊肿液等富含黏液的标本,可以冷藏保存 12 ~ 24 小时。②胸腹水、心包液等富含蛋白质的液体标本在室温条件下可以保存 24 ~ 48 小时。③尿液、脑脊液等黏液或蛋白含量低的标本如不加保存液应在 1 ~ 2 小时内制片完毕。④胃液等 pH 低的标本应在数分钟内制片完毕。

【操作】

1. 准备载玻片

(1)在载玻片上加 Mayer 黏附剂或明胶铬明矾黏附剂 1 滴,用玻璃棒均匀涂布,待干后可用于含蛋白少的标本制片。

（2）将载玻片浸入多聚赖氨酸或 Shaklee Basic H 和 Surgipath Sta-on 混合黏附剂溶液中，约 5 分钟后取出，待干，可用于含蛋白少的标本制片。

2. 标本处理

（1）液体标本：在 50ml 离心管内加混匀后的液体标本（如胸腔积液、腹腔积液、尿液、脑脊液及各管腔灌洗液等液体标本），以 600g 离心 10 分钟。用移液管小心吸弃上清液，留沉淀物备用。若血性标本在离心后可见红细胞层之上的"白膜"状细胞层，吸取此层置于另一试管，加乙醇冰乙酸溶液 30ml，振荡后再离心，重复多次，直到沉淀物无血性为止，留沉淀物备用。

（2）富含黏液的标本：首先消化黏液，即在标本（如痰液、支气管穿刺液及其他富含黏液的标本）中加 2 倍体积的 DTT 溶液，振荡混匀，静置 30 ~ 60 分钟。然后，以 600g 离心 10 分钟，弃上清液，留沉淀物备制片用。

（3）液基细胞学标本制备：①妇科标本：先分离黏液及血液，即将细胞保存液瓶置于振荡仪中振荡 10 分钟，打散黏液。静置 15 分钟后，待上机制片。②非妇科黏液性标本：取适量（豌豆大小）可疑部分的标本置于 50ml 离心管内，加 1ml DTT 溶解液 20 ~ 30ml，在振荡仪上振荡 10 分钟，消化黏液。再置入离心机，600g 离心 5 分钟，取沉淀物转移到细胞保存液瓶中，静置 15 分钟后，待上机制片。③非妇科非黏液性标本：将标本置于 50ml 离心管内，600g 离心 5 分钟。若胸腹水标本量多，应静置一段时间，取其自然沉淀后底层液体离心制片。

3. 涂片制作

（1）涂片法：①转圈涂抹法：用竹签挑取宫颈刮取物或刷取物、细针穿刺吸取物等可疑标本，从载玻片中心点开始，以顺时针方向，向外转圈涂抹，使细胞均匀而离散的分布。切忌不要重复或反向涂抹。②往返涂抹法：即从载玻片的一端开始，与玻片平行涂抹，先从左向右，然后稍向下移，再平行由右向左涂抹，一般涂抹的宽度要比盖玻片稍窄些。

（2）推片法：①推片涂片法：取离心后的尿液（或胸腹水的沉渣）一滴，放于载玻片的一端（载玻片的 1/4 处），将推片放于标本前，使标本沿推片展开，调整推片与载玻片的角度呈 30° ~ 45°，向前匀速推进即可。②吸管推片法：先用吸管吸取胸腹水离心后的沉渣，将其滴于载玻片的一端，再将吸管前端平放在标本滴上，向载玻片的另一端匀速移动吸管，即可推出均匀的薄膜。

（3）压片法：将痰液或活体组织块等标本夹在交叉的两张载玻片之间，转动载玻片使其重叠，然后边压边拉，一次可获得 2 张涂片。若一次压完标本较厚，可用同法重复一次，使涂片中细胞散在分布，便于观察。

（4）喷射法：用注射器将由阴道穹隆或穿刺所吸的标本，在距离载玻片 2 ~ 3cm 的高度，一般先由左端到右端，将吸管内标本反复喷射在载玻片上。

（5）细胞离心法：取混匀的沉淀物 3μl 加入含 2% 聚乙二醇溶液 400μl 的试管中，振荡混匀；分别取沉淀物 200μl，加入细胞离心机两个离心室中，以 600g 离心 5 分钟，取出涂片。

（6）印片法：将采集来的活体组织块，用小刀切开，把新切面平放在载玻片上轻轻按印即可。然后固定、染色。

4. 涂片固定 取制备好的涂片，采用 95% 乙醇或类似固定液进行固定（见本章实验二）。

【参考区间】 满意的涂片：细胞成分应涂在载玻片的右侧 2/3 处，在镜下各个视野都布满细胞，间隙很少，细胞重叠不明显。

【注意事项】

1. 制片时操作须轻巧,避免损伤细胞。

2. 不同的标本注意选择适合的制片方法。涂片法适合于宫颈刮(刷)取物、细针穿刺吸取物等稍黏稠的标本。推片法适用于血液、尿液、胸腹水等稀薄的液体。吸管推片法也适用于胸、腹水标本的涂片制备。压片法适用于痰液或活体组织块等标本的涂片制备。

3. 涂片应厚薄适宜,太厚则细胞过多、重叠;太薄则细胞数量太少,影响检出率。

4. 如果标本为大量液体,则需离心沉淀后,取沉渣制作涂片。

【讨论】

1. 一张满意的涂片应有哪些特征?

2. 如何评价液基细胞学制片?

实验二 涂片的湿固定技术

【目的】 掌握涂片的湿固定方法。

【原理】 涂片在湿固定时其固定液能沉淀和凝固细胞内的蛋白质和破坏细胞内溶酶体酶,使细胞不但保持自然形态,而且结构清晰,易于着色。

【材料】

1. 器材 一次性吸管、铜丝架(盛载玻片用)、玻璃固定缸、染色架。

2. 试剂

(1)95%乙醇固定液:或加入1%量的冰乙酸(按95%乙醇99份,冰乙酸1份的比例),以增强固定效果,并能对抗乙醇固定的收缩作用。

(2)聚乙二醇固定液:由95%乙醇50ml、乙醚50ml、聚乙二醇1540 5.0g组成。首先在56℃孵箱中熔化聚乙二醇,然后加入乙醇和乙醚,混匀或振荡使聚乙二醇完全溶解,将混合液分装于小瓶中备用。

(3)Carnoy液:100ml的Carnoy液由95%乙醇60ml、氯仿30ml及冰乙酸10ml组成。

(4)合成树脂固定液:由95%乙醇3份,合成树脂2份组成。将混合液在室温下充分混匀待用。

(5)乙醚乙醇固定液:由95%乙醇49.5ml,乙醚49.5ml,冰乙酸1ml组成。

3. 标本 刚刚制备好的脱落细胞及细针吸取细胞涂片(尚未干燥)。

【操作】

1. 乙醇固定法 将盛有涂片的铜丝架放在含有95%乙醇固定液的固定缸中,至少15分钟。

2. 聚乙二醇固定法 将涂片平放在染色架上,滴加5~6滴聚乙二醇固定液,使其覆盖涂片即可,待涂片干燥(5~7分钟),肉眼可见涂片表面有一层不透明的蜡样膜。

3. Carnoy固定法 将盛有血性涂片的铜丝架放在含有Carnoy固定液的固定缸中3~5分钟(超过15分钟,细胞核的染色质会丧失),见到涂片颜色消失,然后将涂片放入95%乙醇或其他固定液中。

4. 合成树脂固定法 将涂片平放在染色架上,滴加5~6滴合成树脂固定液(0.25~0.5ml),20~30分钟,涂片表面形成一层薄膜。染色前,须浸入95%乙醇溶液中,除去合成树脂。

5. 乙醚乙醇固定法 将盛有涂片的铜丝架放在含有乙醚乙醇固定液的固定缸中,至少15分钟。

【注意事项】

1. 根据染色要求和固定液特点,选择合适的固定液。如巴氏染色、H-E 染色,选 95% 乙醇液固定;Wright 染色以空气干燥固定为宜。

2. 防止交叉污染,保持固定液浓度。一般乙醇固定液浓度低于 90% 应更换固定液。

3. 液体标本涂片后,应让其在空气中放置片刻,待涂膜周边稍干而中央尚未干时浸入固定液即潮干固定,若等全部细胞干燥后再固定,染色后会导致细胞肿胀、核染色质结构模糊不清,称为人为退变,常严重影响诊断。

4. 标本固定时间不宜短于 15 分钟,最好在 48 小时内染色。穿透力强的固定液勿过夜染色。如果固定时间已到,应及时染色。

【讨论】

1. 如何选择固定方法?

2. 各种固定方法的优缺点如何?

实验三 脱落细胞检验的基本染色方法

一、巴氏染色法

【目的】 掌握脱落细胞检验的基本染色方法和各种脱落细胞的形态。

【原理】 由于各种细胞结构的化学性质不同,对染料的亲和力也不相同,因此,经巴氏染液染色后呈现各种不同的颜色,如胞质中的主要成分是蛋白质,一般呈碱性,可与带负电荷的酸性染料橘黄、伊红等结合染成橘黄色或红色,而细胞核的主要成分为脱氧核糖核酸(DNA),可与带正电荷的碱性染料苏木素结合染成紫蓝色。

【材料】

1. 器材 载玻片、染色缸。

2. 试剂

(1)赫氏苏木素染液:将 1.0g 苏木素溶解于无水乙醇或 95% 乙醇 10ml 中。另将 20.0g 已研细的硫酸铝钾放于 1000ml 容量的烧杯中,再加入蒸馏水 200ml,加热使其完全溶解,当温度达到 90℃时,加入苏木素乙醇液,随加随搅拌并迅速加热至沸。离开火源,将 0.5g 黄色氧化汞粉末慢慢加入其中,并随时搅拌,注意防止沸溢,再继续加热到溶液呈深紫色为止。立即放入冷水中冷却,以免过度氧化变为棕色沉淀。次日过滤,放棕色瓶中,可以立即使用,也可存放数月至数年。用时将苏木素原液加入等量的蒸馏水混合后即可使用。

配制染料时,在上述 200ml 染液中加入 2ml 枸橼酸或冰乙酸,可以稳定苏木素染色基团,使细胞不易过染,减少沉淀形成。但是若不加酸,在其他染料配合下,核着色较为鲜明。

(2)橘黄 G 染液:染液配制方法见表 11-1。

表 11-1 橘黄 G(OG)染液的配制方法(1000ml)

成分	改良 OG	OG-6
橘黄 G	10% 水溶液※20ml	10% 水溶液※50ml
95% 乙醇	980ml	950ml
磷钨酸	0.15g	0.15g

※10g 橘黄 G 染料溶解于 100ml 蒸馏水中,贮存于深棕色瓶中,使用前过滤

（3）EA 染液：EA 染液配制方法见表11-2。

表 11-2　EA 染液的配制方法（1000ml）

成分	改良 EA（用于涂片方法）	EA36	EA65
淡绿	D 液 10ml	E 液 450ml	E 液 225ml
俾士麦棕	—	F 液 100ml	F 液 100ml
磷钨酸	2.0g	2.0g	6.0g
饱和碳酸锂	—	10 滴	—
伊红	C 液 20ml	G 液 450ml	G 液 450ml
95% 乙醇	700ml	225ml	225ml
纯甲醇	250ml	—	—
冰乙酸	20ml	—	—

1）EA 水溶性贮备液的配制（以下贮备液均为把染料溶解于 100ml 的蒸馏水中）：①A 液：10% 俾斯麦棕。②B 液：2% 淡绿。③C 液：20% 伊红。④D 液：3% 淡绿。

2）EA 乙醇溶性贮备液的配制：①E 液：0.1% 淡绿，B 液 50ml 加入 95% 乙醇 950ml 配成。②F 液：0.5% 俾斯麦棕，A 液 5ml 加入 95% 乙醇 95ml 配成。③G 液：0.5% 伊红，5g 伊红加入 1000ml 的 95% 乙醇配成。

（4）稀碳酸锂：在 100ml 蒸馏水中加饱和碳酸锂溶液 1 滴。

（5）0.5% 盐酸乙醇溶液：在 100ml 的 70% 乙醇溶液中加入浓盐酸 0.5ml 即可。

（6）乙醇：浓度分别为 50%、70%、80%、95% 的乙醇溶液。

（7）乙醚乙醇固定液：乙醚 49.5ml，95% 乙醇 49.5ml，冰乙酸 1ml。

（8）光学树脂胶。

3. 标本　制备好的脱落细胞及细针吸取细胞涂片（新鲜）。

【操作】

1. 固定　将刚刚制备好的涂片放入乙醚乙醇固定液中固定 15～30 分钟。

2. 水化　将涂片依次放入 80%、70%、50% 的乙醇溶液，最后放入蒸馏水，各 1 分钟。

3. 染核　将涂片放入苏木素染液中 5～10 分钟，取出，流水漂洗干净。

4. 分色　将涂片放入 0.5% 盐酸乙醇分色数秒，待涂片变淡红色时取出，流水漂洗干净。

5. 蓝化　将涂片放入稀碳酸锂溶液中，蓝化 2 分钟，涂片变蓝色，流水漂洗干净。

6. 脱水　将涂片依次放入 50%、70%、80%、95% 乙醇溶液中各 1～2 分钟。

7. 染胞质　①先放入橘黄染液中染色 1～2 分钟，然后放入 95% 乙醇溶液中洗涤 2 次。②再放入 EA 染液（EA36、EA56 或改良 EA）染色 2～3 分钟。③最后放入 95% 乙醇溶液中洗涤 2 次。

8. 脱水　将涂片依次放入 2 缸无水乙醇液中各 2 分钟。

9. 透明　再放入 2 缸二甲苯中各 2 分钟。

10. 封片　加光学树脂胶 1 滴，加盖片封固。

【染色结果】

1. 上皮细胞　胞质的染色随分化程度和细胞类型不同可染成蓝绿色、粉红色或橘黄色，胞核染成深紫色或深蓝色，核仁染红色。

2. 白细胞　核染深蓝黑色,胞质染绿色、淡蓝色。

3. 红细胞　染鲜红色。

4. 黏液　染粉红色或淡蓝色。

【注意事项】

1. 苏木素染液染细胞核的时间应随室温和染料情况而酌情改变。放置过久的染液或夏季容易着色,染色时间要缩短;新配制的苏木素染液、应用已久较稀释的苏木素染液或冬季不易着色,染色时间要延长。一般苏木素染液可以使用较长时间,每天增加少量新鲜染液即可。

2. 苏木素染液经放置后,表面常浮有一层带金属光泽的染料膜,因此在染色前应使用滤纸粘去或过滤,以免染料膜黏附在标本表面妨碍检验。

3. 由于分色作用在转瞬之间完成,时间切勿过长,分色完毕后,立即用流水彻底冲洗,以免细胞核褪色。但是苏木素染色太深时,可适当延长分色时间。盐酸乙醇溶液至少每天更换新液。

4. 蓝化后需要充分漂清才不会妨碍胞质着色及标本制成后颜色的保存。稀碳酸锂溶液需每天更换新液。

5. EA 染液和橘黄染液使用的时间要短于苏木素染液,最好每周更换新液,否则,胞质呈色显得灰暗,缺乏鲜艳色彩,也不易永久保存。

二、苏木素-伊红染色法

【目的】　掌握脱落细胞学检验的苏木素-伊红(H-E)染色法。

【原理】　同巴氏染色法。

【材料】

1. 器材　盖玻片、染色缸、染色架。

2. 试剂

(1)固定液、苏木素染液、0.5%盐酸乙醇、稀碳酸锂液和各种浓度的乙醇溶液等,都同巴氏染色法。

(2)伊红染液:将0.5g 水溶性伊红 Y 完全溶解在100ml 蒸馏水中即可使用。如果加入少许麝香草酚和1滴冰乙酸,可以防腐和增强染色效果。

3. 标本　制备好的脱落细胞及细针吸取细胞涂片(新鲜)。

【操作】

1. 固定　将涂片放入乙醚乙醇固定液中15~30分钟,取出流水冲洗1分钟。

2. 染核　放入苏木素染液中5~10分钟,流水冲洗数秒钟。

3. 分色　放入0.5%盐酸乙醇液中数秒,流水冲洗。

4. 蓝化　放入稀碳酸锂液中1~2分钟,流水冲洗,至标本变为蓝色。

5. 染胞质　放入伊红染液中1~2分钟,流水冲洗。

6. 脱水　依次放入50%、70%、80%、95%的乙醇溶液中各1~2分钟。

7. 透明、脱水、封片　同巴氏染色法。

【染色结果】

1. 上皮细胞　胞质染淡玫瑰红色,细胞核染深紫蓝色。

2. 白细胞　细胞核染蓝黑色,胞质染红色。

140

3. 红细胞　染淡红色。

【注意事项】

1. 本法用伊红染液替代巴氏染色法橘黄和 EA 类染液,染色的多样性不如巴氏染色法,不宜做细胞分化的观察。

2. 其他同巴氏染色法的注意事项及要求。

【讨论】

1. 巴氏染色法更适于对哪些标本进行染色?

2. 巴氏染色法与 H-E 染色法分别有哪些优缺点?

实验四　细胞涂片观察和结果报告

【目的】　掌握细胞学涂片观察及结果报告方法。

【原理】　脱落细胞学实验室应制定严格的细胞观察及结果报告方式等程序,保证诊断的准确性。为此实验室应建立核查系统,交互核查以减少错误的发生。

【材料】

1. 器材　显微镜、记号笔、擦镜纸。

2. 试剂　香柏油、清洁液。

3. 标本　已经染色好的细胞涂片。

【操作】

1. 涂片观察方法

(1)先将染色后的涂片置于显微镜的载物台上,涂片膜面向上,调整光源使其对准涂片的一角。

(2)低倍镜下(×100)观察全片,按照“城垛式”的方式有顺序地移动推进器,避免遗漏或重复观察视野,为了观察目标细胞的细致结构,可转换至高倍镜(×400)下观察。

(3)细胞病理学诊断一般不采用油镜观察(×1000),当发现异常细胞时,应将显微镜镜头转至低倍镜下,用记号笔做圆点状标记,以便其他技术人员进行复查或讨论。

2. 结果报告方法

(1)核对检验申请单:如患者姓名、申请医生姓名、标本采集时间、标本来源、临床初步诊断;妇科标本应注明末次月经时间、出生日期以及上次异常报告、治疗或活检结果等。

(2)检测过程记录:包括患者姓名、标本接收时间或拒收标本的原因以及操作人员姓名等。

(3)细胞学检测的结果报告:内容包括:患者姓名和地址、实验室名称和地址、标本种类、标本送检时间、报告时间、细胞学诊断结果、技师和病理医师签名。

【注意事项】

1. 对脱落细胞学涂片的结果报告方式过去多采用巴氏的 5 级分类法。近年来,大多数实验室则采取了对涂片描述性的报告方式,而且采用与外科病理学一致的术语,被临床医师所接受。通常在报告癌细胞时,常报告组织学类型、细胞起源及肿瘤可能的解剖学位置;如果没有发现癌细胞则只报告“癌细胞阴性”。

2. 细胞学诊断　尽管细胞学诊断的准确性很重要,但临床上有些病例因采集的标本量不足或病变本身分类困难,有时很难获得明确的诊断。

　　【讨论】　在涂片观察时,对可疑或异常细胞做标记的目的何在?

(郭素红)

实验五　脱落细胞涂片检查

　　【目的】　掌握各系统脱落细胞学标本中正常上皮细胞、良性病变细胞和肿瘤细胞的形态特点。

　　【原理】　各系统脱落细胞标本采用各自不同的标本制备方法,经固定、染色、封片后,在显微镜下观察正常细胞、良性病变细胞和肿瘤细胞的形态。

　　【材料】

　　1. 器材　光学显微镜、载玻片、推片、离心管(带盖)、标本架、离心机、振荡仪、移液管、竹签、镊子、窥阴器、压舌板、香柏油、擦镜纸等。

　　2. 试剂　巴氏、Wright- Giemsa 或 H- E 染色试剂。

　　3. 标本　要求新鲜。

　　(1)女性生殖道脱落细胞标本:宫颈刮片取材部位在近子宫颈外口鳞状- 柱状上皮交界处。吸管吸取多用于阴道后穹隆的细胞学标本取材。擦拭法采用宫颈细胞自采器擦拭。

　　(2)呼吸道脱落细胞标本:采集痰液、支气管刷片、支气管冲洗液、肺泡灌洗液。

　　(3)浆膜腔积液标本:浆膜腔穿刺术抽取积液。

　　(4)食管脱落细胞标本:刷取法制片。

　　(5)泌尿道脱落细胞标本:尿液和膀胱冲洗液。

　　【操作】

　　1. 制片　采用不同的标本制备方法分别获取各系统脱落细胞标本的涂片。痰液、刮片、刷取及擦拭标本,可直接在载玻片上制片,无须使用推片。

　　2. 固定染色　将涂片置于标本架上,浸入固定液中带湿固定或空气干燥固定15~30分钟,然后采用巴氏、Wright- Giemsa 或 H- E 染色。

　　3. 结果观察　先用低倍镜观察,发现异常细胞成分时,再转换高倍镜辨认。

　　(1)女性生殖道脱落细胞学涂片检查结果:①正常细胞:表层、中层、基底层(外底层和内底层)鳞状上皮细胞;柱状上皮细胞包括子宫颈管上皮细胞、子宫内膜上皮细胞、输卵管内膜上皮细胞;非上皮细胞可见白细胞、红细胞、吞噬细胞、滴虫、精子、黏液丝、阴道杆菌、真菌或其他杂菌等。②良性病变细胞:增生的基底层细胞、异常角化的鳞状上皮细胞、鳞化细胞、修复细胞;子宫颈和阴道的急性炎症可见中性粒细胞、坏死细胞、细胞碎片、成堆细菌及红细胞;慢性炎症涂片背景可见淋巴细胞、浆细胞及巨噬细胞等。③癌前病变细胞:非典型鳞状上皮细胞、低度鳞状上皮细胞内病变、高度鳞状上皮细胞内病变、非典型腺上皮细胞。④恶性肿瘤细胞:鳞癌、腺癌细胞。

　　(2)呼吸道脱落细胞学涂片检查结果:①正常细胞:表层、中层鳞状上皮细胞、纤毛柱状上皮细胞、杯状细胞、基底层细胞、肺泡巨噬细胞;其他细胞可见中性粒细胞、嗜酸性粒细胞、淋巴细胞。②良性病变细胞:坏死、核固缩、碎裂和凋亡样鳞状上皮细胞、巴氏细胞、鳞状化生细胞、多核纤毛柱状上皮细胞、衰亡纤毛柱状上皮细胞、基底层增生细胞、乳头状增生纤毛柱状上皮细胞。③恶性肿瘤细胞:鳞癌、腺癌、大细胞未分化癌、小细胞癌细胞;肺转移性癌细胞。

（3）浆膜腔积液细胞学涂片检查结果：①正常及良性病变细胞：正常间皮细胞、退变间皮细胞、异形间皮细胞、巨噬细胞、红细胞、淋巴细胞、嗜酸性粒细胞、浆细胞等。②恶性肿瘤细胞：上皮型恶性间皮瘤、纤维型恶性间皮瘤、混合型恶性间皮瘤细胞；转移性肿瘤细胞可见鳞癌、腺癌、未分化癌细胞。

（4）食管脱落细胞学涂片检查结果：①正常细胞：表层、中层鳞状上皮细胞、柱状上皮细胞；非上皮成分可见血细胞、组织细胞，有时可见痰液内的吞噬细胞，各种植物、动物细胞和细菌及真菌等。②良性病变细胞：鳞状上皮核异质细胞，还可见多量淋巴细胞、浆细胞、中性粒细胞及组织细胞等炎症细胞。③恶性肿瘤细胞：鳞癌、腺癌、未分化癌细胞。

（5）泌尿道脱落细胞学涂片检查结果：①正常细胞：表层、中层和底层移行上皮细胞、鳞状上皮细胞、柱状上皮细胞；非上皮细胞成分可见红细胞、中性粒细胞、嗜酸性粒细胞、淋巴细胞、浆细胞、吞噬细胞、多核巨细胞、人巨细胞病毒包涵体、细菌、真菌及精子等。②良性病变细胞：移行上皮细胞、退化变性及坏死的上皮细胞、鳞状化生细胞、尿巨细胞病毒包涵体细胞；非上皮成分可见白细胞、脓细胞、真菌等。③恶性肿瘤细胞：乳头状瘤细胞、Ⅰ、Ⅱ和Ⅲ级移行细胞癌细胞、鳞癌细胞、腺癌细胞。

【注意事项】

1. 在女性生殖道脱落细胞学涂片检查时，需要注意的是：①基底层和副基底层鳞状上皮细胞一般很少见。前者：细胞较小，核质比高，染色质纤细；后者：胞核大小、染色质粗细似前者，但细胞大，核质比较前者低，两者胞质均嗜碱性。②中层鳞状上皮细胞：胞核小泡状、大小似副基底层细胞，但胞体大，核质比较小；胞核大小及染色质特点是细胞评定参考标准。③子宫颈管腺上皮：细胞稍大、常见分泌空泡，可与子宫内膜腺上皮鉴别。④液基细胞制片：因消化制片原因，癌性和侵袭性特点难以辨认，有些鳞状细胞癌可判定为高度鳞状上皮内病变。

2. 在呼吸道脱落细胞学涂片检查时，需要注意的是：①只有见到吞噬细胞，才能证明是来自肺及支气管深部的标志；如缺少吞噬细胞，应重新采集标本。②纤毛柱状细胞，胞核位于基底部，顶端有纤毛和终板，此为良性细胞的标志。③鳞状上皮细胞，大多来自口腔污染，常见于痰液标本中。

3. 在浆膜腔积液细胞学涂片检查时，需要注意的是：①增生间皮细胞与腺癌细胞的鉴别：细胞之间，胞质一般不融合，有"开窗"现象（细胞交界处有空隙）。细胞团呈平面结构，无立体感；同一细胞团内的细胞之间的结构松散，一般无拥挤、压迫现象；细胞胞体大小、核的大小、核之间距离、染色质粗细程度等的差异小。②积液细胞增生和退变现象普遍存在，细胞异型性不明显，加之增生的间皮细胞、腺癌、恶性间皮瘤在细胞学形态上交叉重叠，可造成诊断困难，须结合组织学、免疫组化、临床资料及影像学检查综合分析。③如见大量三维结构细胞团，又无明显其他异常病史，则应考虑恶性间皮瘤。

4. 巴氏染色和 H-E 染色结果，适用于各类转移性肿瘤及原发肿瘤的观察。Wright 染色有助于判断淋巴造血系统肿瘤。

5. 细胞学观察时应仔细观察全片，避免遗漏。注意鉴别诊断，不要轻易下诊断性结论。

【讨论】

1. 如何鉴别鳞状上皮内低度病变和鳞状上皮内高度病变？

2. 怎样鉴别呼吸道脱落的鳞状化生细胞和鳞癌细胞？

3. 胸腹水转移性腺癌和原发性恶性间皮瘤细胞的鉴别点有哪些？

4. 如何鉴别食管鳞状上皮核异质和食管鳞癌？

实验六 针吸细胞涂片检查

【目的】 掌握淋巴结和乳腺结节针吸细胞学标本中正常上皮细胞、良性病变细胞和肿瘤细胞的形态特点。

【原理】 淋巴结、乳腺结节穿刺取得抽出液，经涂片、固定、染色、封片后，在显微镜下观察淋巴结和乳腺的正常细胞、良性病变细胞和肿瘤细胞的形态。

【材料】

1. 器材 穿刺器材、光学显微镜、载玻片、记号笔、标本架、镊子、香柏油、擦镜纸等。

2. 试剂 巴氏、Wright- Giemsa 染色试剂。

3. 标本 要求新鲜。一般取肿大较明显的淋巴结或乳腺肿块，常规消毒局部皮肤和术者手指，术者以左手示指和拇指固定淋巴结，右手持带 18 ~ 19 号针头的 10ml 干燥注射器将针头沿淋巴结长轴方向刺入淋巴结内或刺入乳腺肿块内，深度依淋巴结大小或乳腺肿块大小而定，然后边拔针边用力抽吸，利用空针内的负压将淋巴结内或肿块内的液体和细胞成分吸出。

【操作】

1. 制片 用推片蘸取少许抽出物，沿载玻片一端约 1/4 处，调整角度、速度推成薄膜，在空气中迅速干燥。

2. 固定染色 将涂片置于标本架上，浸入固定液中带湿固定或空气干燥固定 15 ~ 30 分钟，然后采用巴氏、Wright- Giemsa 染色。

3. 结果观察 先用低倍镜观察，发现异常细胞成分时，再转换高倍镜辨认。Wright- Giemsa 染色可见胞核呈紫红色，细胞质呈紫蓝色，黏液呈粉红色或淡蓝色。巴氏染色可见细胞核呈深蓝色，核仁呈红色；细胞质呈淡蓝绿色，红细胞呈橙红色或鲜红色；黏液呈淡蓝或粉红色。

（1）淋巴结针吸细胞学涂片检查结果：①正常淋巴结穿刺涂片内大多数是淋巴细胞，占 85% ~ 95%，多以成熟小淋巴细胞为主。其余 5% 为原淋巴细胞、幼淋巴细胞、单核细胞、浆细胞和免疫母细胞等。②良性病变细胞：异型淋巴细胞和各类转化型淋巴细胞、浆细胞、免疫母细胞、中性粒细胞、脓细胞、嗜酸性粒细胞、单核细胞、巨噬细胞、Langhans 细胞、类上皮样细胞。③恶性肿瘤细胞：霍奇金淋巴瘤细胞、非霍奇金淋巴瘤细胞。非霍奇金淋巴瘤分为 B 细胞淋巴瘤、T 细胞和 NK 细胞淋巴瘤。淋巴结转移性肿瘤细胞可见鳞癌、腺癌、未分化癌、恶性黑色素瘤细胞。

（2）乳腺针吸细胞学涂片检查结果：①在一般情况下，由于乳腺处于静止期，涂片不易见到脱落的导管上皮细胞，或只有少量来自乳头的鳞状上皮细胞。②乳腺良性病变的细胞学特点见表 11-3。③乳腺恶性病变的细胞学特点见表 11-4。

表 11-3 乳腺良性病变的细胞学特点

病变种类	细胞学特征
乳腺炎	涂片中主要见炎症细胞、组织细胞、巨噬细胞和泡沫细胞。急性乳腺炎可见大量中性粒细胞、脓细胞及坏死组织，有时有红细胞及泡沫细胞；慢性炎症时主要为淋巴细胞；浆细胞性乳腺炎时可见大量浆细胞，同时伴有淋巴细胞、单核细胞；结核性乳腺炎可见类皮样细胞聚合形成结核结节，伴淋巴细胞浸润

续表

病变种类	细胞学特征
乳腺纤维腺瘤	涂片中可见黏液样间质,呈淡红或淡蓝色云雾状结构。细胞成堆成群存在,肌上皮细胞很多,是该病突出细胞形态特征。可见泡沫细胞,部分瘤细胞呈纤维样化
导管内乳头状瘤	涂片中以导管上皮细胞为主,背景为新鲜或陈旧的红细胞和巨噬细胞,伴或不伴含铁血黄素颗粒。可见泡沫细胞,结缔组织细胞罕见。瘤细胞与正常乳腺导管上皮细胞很相似,但体积较大
纤维囊性乳腺病	涂片中泡沫细胞增多,可见双核或多核,亦可见排列紧密的导管上皮细胞或大汗腺化生的导管上皮细胞

表 11-4　乳腺恶性病变的细胞学特点

病变种类	细胞学特征
导管癌	涂片中癌细胞少量或中等,体积较大。可见癌细胞呈合胞体样或腺腔样结构,偶见肌上皮细胞。癌细胞的边界不清,核大小不一,染色质淡染,部分呈裸核样。胞质少,着色较淡,有空泡。背景清晰,无坏死
小叶癌	涂片上,细胞少量或中等,癌细胞常单个散在或线状排列,无肌上皮细胞。癌细胞大小一致,呈圆形,细胞边界不清,异型性小。核卵圆形或不规则,核质比高,染色质粗颗粒状,核仁小,核分裂较少见,部分呈裸核。胞质少,有时含黏液空泡,背景无坏死和核分裂象
乳腺髓样癌	涂片中细胞成分极丰富,间质少,癌细胞大,成堆成团分布,排列紊乱。胞核较粗糙,异型性明显,可见核仁,核质比增高。胞质内见紫红色颗粒。癌细胞团内、外常伴有淋巴细胞浸润
乳腺黏液腺癌	涂片上,细胞成群或成团,胞体较大,胞质内可见大小不等的黏液空泡,将胞核挤压到细胞边缘形成印戒样癌细胞。细胞团外可见片状蓝染无结构的黏液样物质
乳腺浸润性导管腺癌	涂片上,可见大量癌细胞呈散在分布或合胞体样结构,呈现分支状或腺腔样外观。癌细胞大小不一,呈圆形或浆细胞样,边界不清;核呈圆形或卵圆形,核膜光滑或不规则锯齿状,染色质颗粒状,可见核仁,核分裂象;胞质少或无,背景有坏死
大汗腺癌	涂片上,可见细胞量多,癌细胞呈合胞体样结构或散在分布。胞体巨大,呈圆形、卵圆形或多角形,细胞边界清晰。核大,部分有畸形,多核巨细胞多见。核仁增大,明显。胞质丰富,呈粉红色双染性,常呈泡沫状或有大空泡

【注意事项】

1. 最好在饭前穿刺,以免抽出物中含脂质过多,影响染色。若未能获得抽出物,可将针头再由原穿刺点刺入,并可在不同方向连续穿刺,抽吸数次,只要不发生出血直到取得抽出物为止。抽取物标本量不宜多,以免混血。

2. 淋巴结或乳腺肿块过大时,中心部位往往易发生出血、坏死、液化,因此穿刺针应以刺入边缘硬质部位取材为佳。

3. 注意选择易于固定的部位,淋巴结不宜过小,且应远离大血管。多部位淋巴结肿大,首选锁骨上、颈部淋巴结,其次为腋下淋巴结、腹股沟淋巴结。

4. 涂片应厚薄适宜。由于淋巴结、乳腺肿块穿刺液均较黏稠,细胞成分较多,故涂片需较薄而匀。

5. 细胞学观察时应仔细观察全片,避免遗漏。注意鉴别诊断,不要轻易下诊断性结论。

【讨论】

1. 在淋巴结穿刺涂片上,B 细胞或 T 细胞淋巴瘤的细胞学特点有哪些?

2. 在霍奇金淋巴瘤淋巴结穿刺涂片上,具有诊断价值的细胞形态特点有哪些?

3. 分析各种良性乳腺病变时的细胞学特点。

4. 描述各种恶性乳腺病变时的细胞学特点。

（贾　莉）

第十二章

综合性设计性实验

实验一　血细胞检验综合性设计性实验

【病例】　患者,女性,41 岁。因"乏力伴活动后心悸 2 周"入院。患者于 2 周前无明显诱因出现乏力,上楼时心悸、气短,无咳嗽咳痰,无发热、皮肤黏膜出血,无呕血、黑便,无腹胀、腹痛,无头晕、食欲缺乏、吞咽障碍。发病以来,患者饮食尚可,睡眠一般,精神状态一般,稍有烦躁,无多饮多食多,体重无明显变化。近 4 个月来,月经量较以往明显增多,且每次行经 6～8 天。体格检查:T 36.7℃,P 21 次/分,R 98 次/分,BP 110/60mmHg。发育正常,慢性病容,营养中等,皮肤苍白,结膜及甲床颜色苍白,巩膜无黄染,表浅淋巴结无肿大。双肺呼吸音清,未闻及干湿性啰音,无胸膜摩擦音。心率 98 次/分,节律规整,各瓣膜区未闻及病理性杂音,无心包摩擦音。腹软,未触及包块,肝脾肋下未触及肿大。实验室检查:血常规:RBC 3.92×10^{12}/L、Hb 63g/L、HCT 23.8%、MCV 69.1fl、MCH 18.7pg、MCHC 248g/L、RDW 18.5%,WBC 6.5×10^9/L、N 58.0%、L 34.0%、M 7.0%、E 4.3%、B 0%,PLT 327×10^9/L。

【问题】　请初步分析患者可能的诊断;为进一步明确诊断,还需要进行哪些必要的实验室检查? 说明理由,设计并完成必要的实验室检验项目。

(刘成玉)

实验二　尿液检验综合性设计性实验

【病例】　患者,男,59 岁。因"尿频、双下肢酸软、视物模糊 1 周"入院。患者近 1 周无明显诱因出现尿频,无尿急、尿痛,无畏冷、发热,无腰痛、血尿,双下肢感酸软,步行楼梯明显,视物模糊,无关节疼痛,无头痛、呕吐、复视。患者有 10 年糖尿病史,血糖水平一直控制在 7.1mmol/L。近期感觉多饮、口渴明显。发病以来,患者精神欠佳,食欲减退,大便正常,小便如上述,体重增加约 1kg。体格检查:T 36.7℃,P 21 次/分,R 98 次/分,BP 150/90mmHg。发育正常,慢性病容,皮肤黏膜未见黄染、皮疹及出血点。眼睑水肿。听诊双肺呼吸音清,双肺未闻及干湿性啰音。心率 98 次/分,节律规整,各瓣膜区未闻及病理性杂音,无心包摩擦音。腹软,未触及包块,肝脾肋下未触及肿大。双侧踝部指凹性水肿。

【问题】

1. 应对该患者的尿液进行哪些项目的检测?

(1)请说明该患者采集尿液标本时应注意哪些事项。

(2)请简要设计尿液各检测项目所需的器材和试剂、操作步骤及质量保证要点。

2. 若该患者尿液干化学及有形成分分析结果如图 12-1,请完成下列问题。

(1)请对结果进行分析。

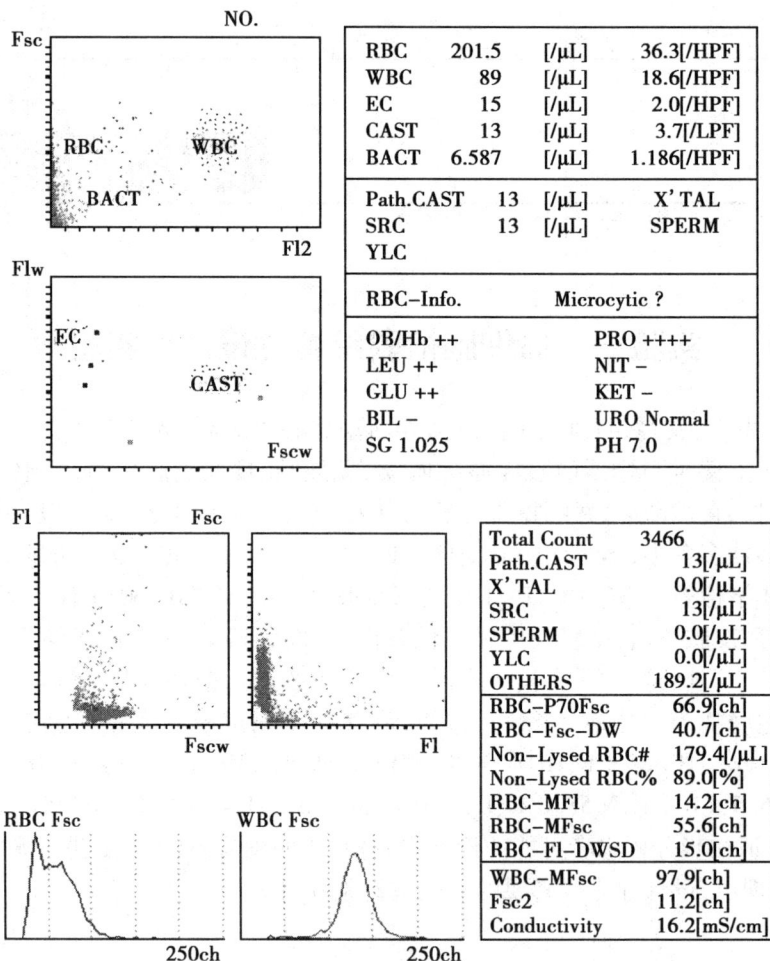

RBC	201.5	[/μL]	36.3[/HPF]
WBC	89	[/μL]	18.6[/HPF]
EC	15	[/μL]	2.0[/HPF]
CAST	13	[/μL]	3.7[/LPF]
BACT	6.587	[/μL]	1.186[/HPF]

Path.CAST	13	[/μL]	X' TAL
SRC	13	[/μL]	SPERM
YLC			

RBC-Info.	Microcytic ?

OB/Hb ++	PRO ++++
LEU ++	NIT -
GLU ++	KET -
BIL -	URO Normal
SG 1.025	PH 7.0

Total Count	3466
Path.CAST	13[/μL]
X' TAL	0.0[/μL]
SRC	13[/μL]
SPERM	0.0[/μL]
YLC	0.0[/μL]
OTHERS	189.2[/μL]
RBC-P70Fsc	66.9[ch]
RBC-Fsc-DW	40.7[ch]
Non-Lysed RBC#	179.4[/μL]
Non-Lysed RBC%	89.0[%]
RBC-MFl	14.2[ch]
RBC-MFsc	55.6[ch]
RBC-Fl-DWSD	15.0[ch]
WBC-MFsc	97.9[ch]
Fsc2	11.2[ch]
Conductivity	16.2[mS/cm]

图 12-1 尿液分析报告

（2）临床医师通常会对哪项指标提出质疑？如何解释？

3. 上述检查项目及结果是否完善？还需做哪些检查？

（郑文芝）

实验三 浆膜腔积液检验综合性设计性实验

【病例】 患者,男,28 岁。因"咳嗽 3 周,发热、呼吸困难 1 周"入院。患者于 3 周前无明显诱因出现阵发性干咳,非刺激性,昼夜无明显规律,无咳痰,无畏冷、发热,无鼻塞、流涕、头痛等。自服"感冒药"及"止咳药"等效果不佳。1 周前出现发热,体温多波动于 38～39℃,多在午后及夜间出现,感气短,活动后加重,呈进行性加重,气促在左侧卧位时明显,伴全身乏力、盗汗。发病以来无关节疼痛;无痰中带血;无心悸、胸痛及夜间发作性呼吸困难;无反酸、腹胀等。既往体健,无烟酒嗜好。体格检查:T 36.5℃,P 72 次/分,R 25 次/分,BP 120/80mmHg。一般情况可,慢性病容。全身皮肤、黏膜无黄染及出血点,浅表淋巴结不大。气管左移。右侧胸廓饱满,呼吸频率 25 次/分,无三凹征;右下胸廓扩张度减弱,语音震颤减低;右侧肩胛下角线第 7 肋间以下叩诊浊音,余肺叩诊清音;听诊右侧肩胛下角线第 7 肋间以下呼吸音明显减低,余肺呼吸音清,双肺未闻及干湿性啰音。右侧心界叩诊不满意,左侧心界稍后左移,心率76次/分,律齐,各瓣膜区未闻及病理性杂音。腹平软,肝脾肋下未触及肿大。双下肢无水肿。实验室检查:血、尿、粪便常规和肝肾功能正常;血沉94mm/h;PPD实验阳性;结缔组织全套阴性。胸正位片提示:右侧中量胸腔积液。

【问题】　请分析可能导致胸腔积液的原因;说明理由,设计并完成必要的实验室检验项目,帮助临床医生明确胸腔积液的原因。

（唐　敏）

附录

普通光学显微镜的使用

【目的】 熟悉普通光学显微镜的结构,掌握其使用方法。

【原理】 利用光学原理,通过调节显微镜光源、焦距等操作,使肉眼无法分辨的标本在不同放大倍数下成像,以清晰显示其形态及细微结构。

【材料】

1. 器材 普通光学显微镜(附图1)、擦镜纸、绸布。

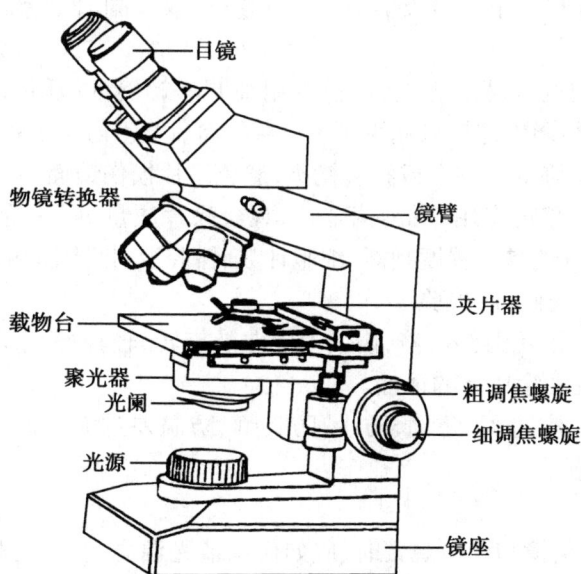

附图1 普通光学显微镜结构图

2. 试剂 镜油、1:3(V/V)无水乙醇和乙醚混合液。

3. 标本 Wright-Giemsa复合染色血涂片。

【操作】

1. 取显微镜 一手平托镜座,一手握镜臂。将显微镜平放在实验台,镜筒朝前。连接电源,打开灯源开关。

2. 放置标本 将血涂片放于载物台上,用夹片器固定。调节标本位置,使待观察部位对准通光孔的中心。

3. 低倍镜观察 即10倍目镜和10倍物镜。转动物镜转换器,将10倍物镜对准通光孔,转动粗调焦螺旋使载物台缓慢升至最高。双眼同时睁开注视目镜内,调节瞳距使双眼在镜下见到一个完全重合的视野,降低聚光器、缩小光阑、调节光源亮度,使视野亮度适宜。缓慢转动粗调焦螺旋降低载物台至见到物像,再调节细调焦螺旋使物像清晰,进行观察。

4. 高倍镜观察 即10倍目镜和40倍物镜。将低倍物镜下找到的清晰观察物像移至视野中央,转换 40 倍物镜对准通光孔,微调细调焦螺旋至物像清晰,进行观察。

5. 油镜观察　即 10 倍目镜和 100 倍物镜。将低、高倍物镜下找到的清晰观察物像移至视野中央,将物镜转成"八"字形、在视野中央上滴加一滴镜油、转换为 100 倍油镜,镜头对准通光孔同时镜头接触镜油、升高聚光器与载物台平齐、放大光阑、调亮光线。微调细调焦螺旋至物像清晰,进行观察。

6. 收镜　调节光线至最暗、关掉灯源开关、拔下插座。转动粗调焦螺旋,使载物台降至最低,取下涂片,取一张擦镜纸滴上 1～2 滴乙醇乙醚混合液擦拭油镜镜头。将物镜转成"八"字形(切勿与目镜相对),聚光器降至最低处。用绸布擦拭镜身。一手握镜臂,一手平托镜座,轻轻放回原位。

【注意事项】

1. 取镜时不能单手持镜。显微镜须平置于台面,电源线不要放于胸前。光源亮度调到最小时开启/关闭电源,以延长光源的使用寿命。

2. 观察时,工作台与凳子高度要合适,坐姿端正,双眼同时观察。光源亮度以物像清晰、观察舒适为宜。

3. 调焦时以转动粗调焦螺旋为主,尽量少用细调焦螺旋,以延长机械系统的寿命。尤其是油镜观察时,切记粗调焦螺旋只能用于下移载物台,以免压碎涂片,损坏镜头。

4. 更换标本时应先降低载物台或移转镜头,避免涂片损伤镜面。

5. 显微镜检查。低倍镜应用于:浏览全片、观察涂片质量,尿液管型、粪便寄生虫等的检验。高倍镜应用于:骨髓增生程度判断、细胞计数、体腔液、排泄物和分泌物等的检验。油镜应用于:血细胞分类计数等的检验。

6. 擦拭镜头须用乙醇乙醚混合液,慢慢由内向外旋转、轻轻擦拭,不可用力以免损伤镜头。二甲苯只能用于脱去涂片上的镜油。

7. 显微镜存放环境应防震、防潮、防尘、防日晒、防温差过大。最好建立专用显微镜储存室,有专人管理和维护。

【讨论】

1. 转换低倍镜、高倍镜和油镜观察时,应如何调节光源亮度、聚光器及光阑以获得最佳观察效果?

2. 显微镜在使用和维护方面要注意哪些问题?

(徐建萍　林东红)